SCHRIFTEN AUS DEM GESAMTGEBIET DER GEWERBEHYGIENE
HERAUSGEGEBEN VON DER DEUTSCHEN GESELLSCHAFT FÜR GEWERBEHYGIENE
IN FRANKFURT A. M., PLATZ DER REPUBLIK 49
HEFT 42

Praktische Fragen aus dem Gebiete des Augenzitterns der Bergleute

Von

Professor Dr. J. Ohm

Augenarzt in Bottrop (Westfalen)

Mit 42 Abbildungen

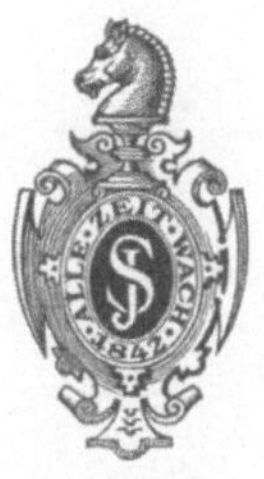

Berlin
Verlag von Julius Springer
1932

ISBN 978-3-642-98343-6   ISBN 978-3-642-99155-4 (eBook)
DOI 10.1007/978-3-642-99155-4

Inhaltsverzeichnis.

Einleitung.

Eine Berufskrankheit, von der in den Kohlenrevieren der Welt weit mehr als 100000 Arbeiter im besten Alter viele Jahre gequält werden, verdient es wohl, daß die Ärzte sich eingehend mit ihr beschäftigen. Die Zahl der an ihrer Erforschung aus eigenem Antrieb beteiligten Augenärzte ist in Deutschland im Gegensatz zu England und Belgien immer klein gewesen. Es waren besonders Nieden-Bochum und Ohm-Bottrop, die sie zu einem wesentlichen Teil ihrer Lebensaufgabe gemacht haben.

Die Bestrebungen, das Augenzittern der Bergleute als Berufskrankheit der Unfallversicherung zu unterstellen, haben auch andere auf den Plan gerufen, und nach der Aussprache in der ophthalmologischen Abteilung der Gesellschaft für Wissenschaft und Leben in Essen am 11. Jan. 1930 wurde eine Kommission bestehend aus Bartels-Dortmund, Koch-Bochum, Kunz-Altenessen und Ohm-Bottrop gewählt, um an der Lösung strittiger Fragen zu arbeiten[1].

Ein Mitglied, Bartels, hat in Gemeinschaft mit seinen Mitarbeitern Knepper und Zeiß die Mühe zahlreicher Grubenbefahrungen nicht gescheut, um vor „Ort" Material zu sammeln, dessen Ergebnis in zwei Schriften niedergelegt ist[2].

Ich selbst bin nur einmal mit der früheren Nystagmuskommission unter Tage gewesen. Weitere Grubenbefahrungen waren mir aus persönlichen Gründen unmöglich. Statt dessen habe ich in 23jährigen Laboratoriumsuntersuchungen an 2100 Fällen mit immer mehr verfeinerter Technik alle Eigenschaften dieses rätselhaften Leidens gesammelt und durch Vergleich mit 700 Fällen von „nichtberuflichem Augenzittern" seine Stellung im System des Nystagmus abgegrenzt[3]. Mein Material, zu dem auch fast 2,5 Millionen cm² Kurvenfläche gehören, deren Veröffentlichung mir erst zu einem kleinen Teil möglich war, ist durchaus geeignet, eine richtige Auffassung des beruflichen Augenzitterns zu begründen, ein klares Licht auf seine Ursachen zu werfen und gute Vorschläge für seine Verhütung zu rechtfertigen.

---

[1] Z. Augenheilk. Bd. 69 S. 396 u. 71 S. 226 u. 259. Die Arbeiten der ersten von der Preußischen Regierung 1912 eingesetzten Kommission sind nicht zu einem Abschluß gekommen.

[2] Bartels u. Knepper: Das Augenzittern der Bergleute. Schriften aus dem Gesamtgebiet der Gewerbehygiene. Heft 31 (1930). — Bartels: Z. Augenheilk. Bd. 76 (1931) S. 29.

[3] Ohm: Das Augenzittern der Bergleute. Graefes Arch. Bd. 83 (1912) und Sonderdruck bei Engelmann, Leipzig. — Ohm: Das Augenzittern der Bergleute und Verwandtes, 1916. — Ohm: Das Augenzittern als Gehirnstrahlung, 1925. — Ohm: Augenmuskelsender Bd. 1 (1928), Bd. 2 (1929) und zahlreiche Aufsätze in Zeitschriften.

Es braucht nicht betont zu werden, daß ich daneben immer bestrebt war, meine Kenntnisse über die Arbeitsbedingungen durch Literaturstudium und Besprechung mit Beamten und erfahrenen Bergleuten zu vertiefen.

Bei den Erörterungen in der Kommission und der anschließenden Aussprache in der Gesellschaft für Wissenschaft und Leben in Essen am 24. Okt. 1931[1] zeigte sich, daß der Zwiespalt in den Ansichten, der sich durch die ganze nunmehr 70jährige Geschichte des Augenzitterns hinzieht, auch jetzt noch besteht, was mich veranlaßt, hier auf einige praktische Fragen ausführlicher einzugehen, als es in meinen früheren Arbeiten geschehen ist.

Da die Entschädigung des Augenzitterns in England bereits seit 1906 geregelt ist, liegt es nahe, daß die in Deutschland an der Vorbereitung des Gesetzes Beteiligten ihren Blick auch auf die englischen Verhältnisse richten, weshalb ich sie in den Kreis der Erörterung hineinziehen muß.

Die Zeichen der Krankheit.

Das Augenzittern der Bergleute kann als das vielseitigste aller Krankheitsbilder der Augenheilkunde bezeichnet werden. Eine umfassende Kenntnis seiner Eigenschaften läßt sich nicht durch Beobachtung einiger Fälle oder Literaturstudium, sondern nur durch jahrelangen täglichen Umgang mit den Kranken erwerben. Die Schwierigkeiten liegen auch darin begründet, daß es bei einem Teil der Kranken einen sehr schwankenden Charakter hat und daß unter einem großen Material nicht zwei Fälle einander vollständig gleich sind. Da sich die meisten heutigen Autoren unzulänglicher Untersuchungsmittel bedienen und das in meinen Arbeiten niedergelegte objektive Kurvenmaterial nicht berücksichtigen, enthalten ihre Aufsätze erhebliche Fehler, deren Ausmerzung für die richtige Auffassung des Leidens unbedingt nötig ist. Die gesetzgeberische Behandlung einer Krankheit kann nur dann für alle Beteiligten gerecht und segensreich sein, wenn ihre ärztliche Auffassung in den wesentlichen Zügen richtig ist.

Nach der deutschen Auffassung, wie sie besonders in den Werken von Nieden und Ohm niedergelegt ist, besteht diese Berufskrankheit aus Zittern der Augen, der Lider und des Kopfes. Das Augenzittern ist das erste und bei vielen auch später allein vorhandene Zeichen (Abb. 1).

Bei einem kleinen Bruchteil kommt später ein Zittern (Zucken) der Lider (Lidkrampf) in ausgeprägter Form hinzu. Registriert man Augen- und Lidbewegungen mittels meines geraden, am Oberlid befestigten Hebels, so trifft man bei manchen Bergleuten Kurvenstrecken des Augenzitterns von einer Minute ohne jeden Lidschlag. Bei anderen mischen sich hier und da Lidschläge zwischen die Augenschwingungen und bei einigen beherrschen sie die Kurve so, daß das eigentliche Augenzittern kaum oder gar nicht zum Ausdruck kommt (Abb. 2 u. 3). Die

---

[1] Siehe Z. Augenheilk. 1932 (Mai).

höchste von mir beobachtete Frequenz der Lidschläge betrug 281 in der Minute. Diese Lidzuckungen gedeihen zum großen Teil nicht bis zum vollständigen Verschluß der Lidspalte. Sie sind unwillkürlich,

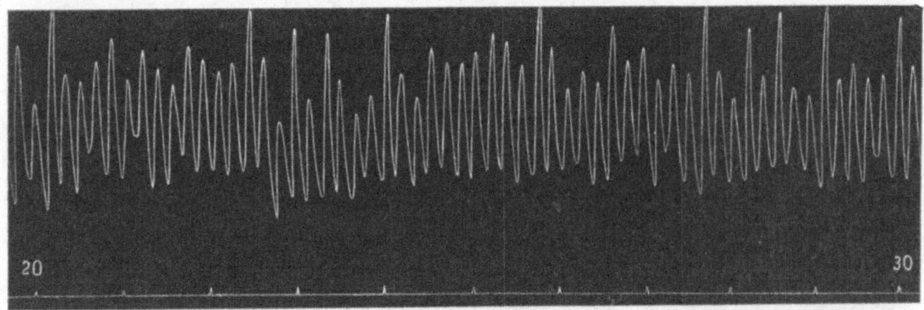

Abb. 1. Fall 1901. Maximales Augenzittern der Bergleute, 342 mal in einer Minute.

nicht unterdrückbar und bestehen auch im Stockdunkeln in fast unverminderter Stärke weiter, woraus hervorgeht, daß sie mit Lichtscheu nichts zu tun haben. In starker Ausbildung stellt der Lidkrampf eine

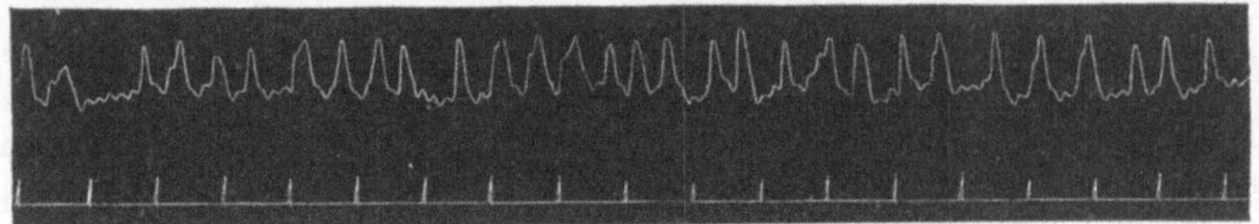

Abb. 2. Fall 585. Lidkrampf, 102 mal in einer Minute, mit eingestreutem Augenzittern.

große Belästigung dar, die jahrelang anhalten kann. So schwere Formen, wie ich sie vor dem Kriege bisweilen beobachtet habe, kommen jetzt nicht mehr vor. Bisweilen besteht ein deutlicher Antagonismus zwischen

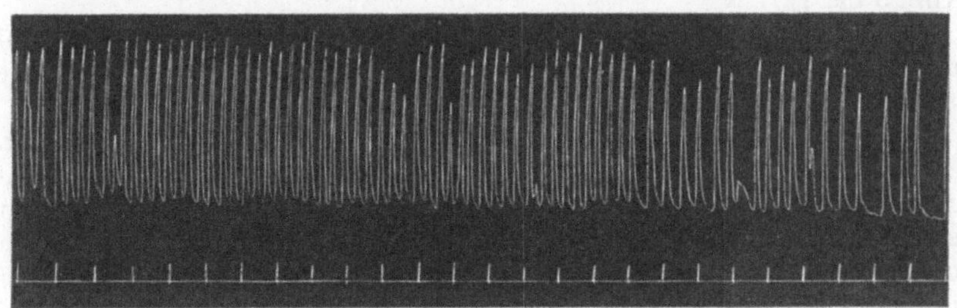

Abb. 3. Fall 760. Heftiger Lidkrampf, 229 mal in einer Minute.

Augen- und Lidzittern, insofern ein Lidschlag für kurze Zeit beruhigend auf das Augenzittern wirkt[1]. In Fällen mit sehr zahlreichen Lidzuckungen

---

[1] Hält man während des Augenzitterns die Lider auseinander und befiehlt jetzt Lidschlußinnervation, so hört auch heftiges Augenzittern bei gleicher Blickrichtung zeitweise auf.

ist es bisweilen schwierig oder unmöglich, das Zittern der Augen überhaupt nachzuweisen.

Das Zittern des Kopfes von kleiner Amplitude tritt bisweilen schon bei jungen Bergleuten auf, mehr aber bei älteren, und zeigt dann einen heftigen Grad des Berufsleidens an. Infolge seiner Eigentümlichkeiten verdient es eine sorgfältige Untersuchung. Ich habe es an 8 Bergleuten im Alter von 43—61 Jahren beschrieben[1]. 7 litten auch an starkem Augenzittern, 1 war frei davon, wollte aber vor Jahren daran gelitten haben. Es läßt sich am besten an der Nasenspitze beobachten und kann senkrecht, waagerecht und rotierend sein. Innige Beziehungen zwischen Augen- und Kopfzittern sind anzunehmen, wenn beide in bezug auf Frequenz und Richtung übereinstimmen (Abb. 4).

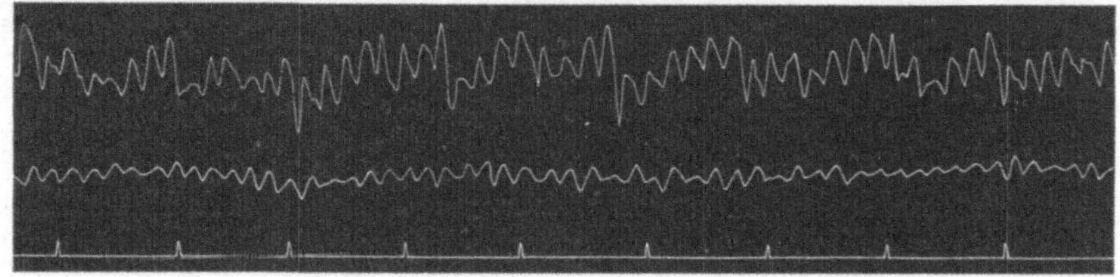

Abb. 4. Fall 1257. Kopfzittern (untere Kurve) und Augenzittern (obere Kurve), gleichzeitig aufgezeichnet; gleiche Frequenz (354mal in einer Minute).

Sie ergeben sich auch aus folgender Beobachtung. Wenn ein Bergmann an der Tangententafel nach unten blickt, so können Augen und Kopf ruhig sein. Geht er nun mit dem Blick langsam aufwärts, so beginnt bei einer gewissen Stellung das Augenzittern und genau gleichzeitig setzt auch das Kopfzittern ein. Es kommen beim Kopfzittern aber auch viel höhere Frequenzwerte vor. Auffallend ist sein Verhalten zum Lichte bzw. zum Sehen. Sehr häufig schwillt es im Hellen bzw. bei offenen Augen an, im Dunkeln bzw. bei geschlossenen Augen ab (Abb. 5 bis 7).

Abb. 8 zeigt ein stoßweises, mit dem Sommerschen Apparat aufgenommenes Armzittern, das bei offenen Augen anschwillt, bei geschlossenen fast aufhört.

Nieden hat die Frage, ob die Bewegungen des Kopfes entgegengesetzt zu denen des Auges erfolgen und sie kompensieren, verneint, zumal die ersteren die letzteren überdauern können und die Frequenz verschieden sei[2]. Letzteres ist, wie Abb. 4 zeigt, nicht richtig. Aus der gleichen Bahn und Frequenz darf man auf die gleiche Ursache schließen. Es gelang mir bis jetzt nicht, die Frage zu beantworten, ob beide Zitterbewegungen in gleichem oder entgegengesetztem Sinne erfolgen.

Von diesen drei Zeichen ist das Augenzittern das am meisten, das

---

[1] Ohm: Über die Beziehungen zwischen Augen- und Kopfzittern der Bergleute. Graefes Arch. Bd. 118 (1927) S. 745.

[2] Auch Llewellyn nimmt keinen Zusammenhang zwischen dem Rhythmus der Augen- und Kopfbewegungen an. Siehe Miner's Nystagmus, S. 12 (1912).

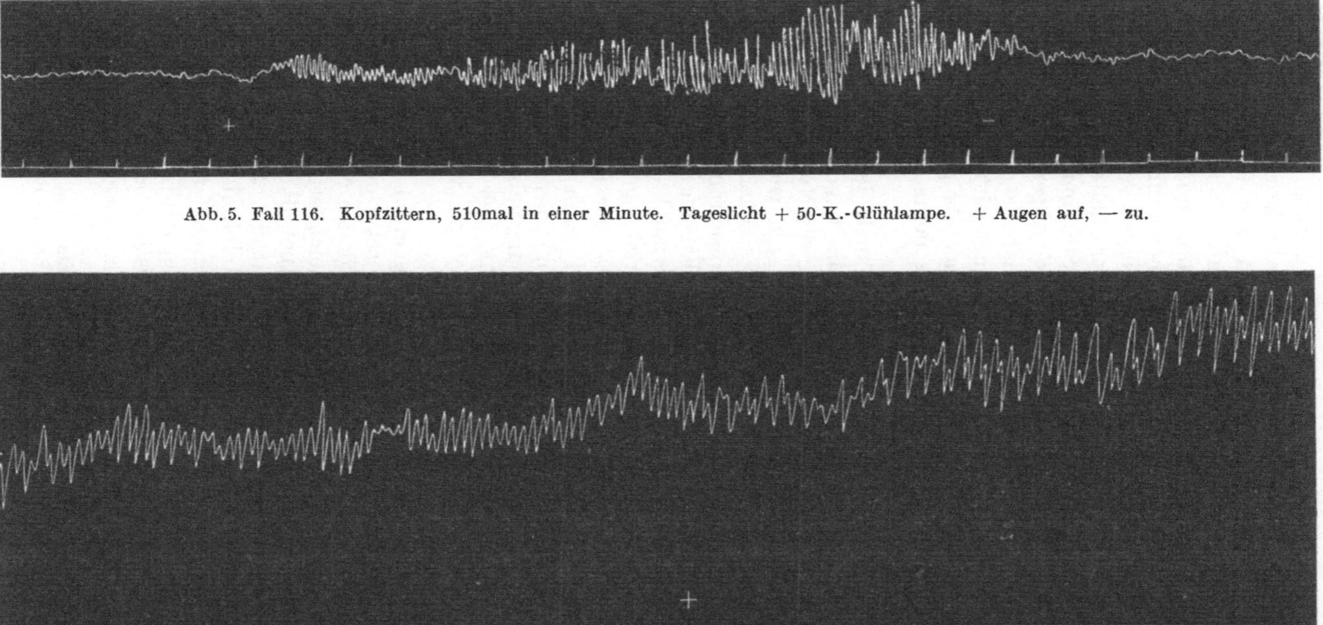

Abb. 5. Fall 116. Kopfzittern, 510mal in einer Minute. Tageslicht + 50-K.-Glühlampe. + Augen auf, — zu.

Abb. 6. Fall 403. Frequenz des Augenzitterns 270—279, des Kopfzitterns zeitweise 270—279. Obige Kurve stammt vom Kopfzittern.
Zuerst stockdunkel, Frequenz 576—582: + 2-mm-Blende vor der Glühlampe: Frequenz 576

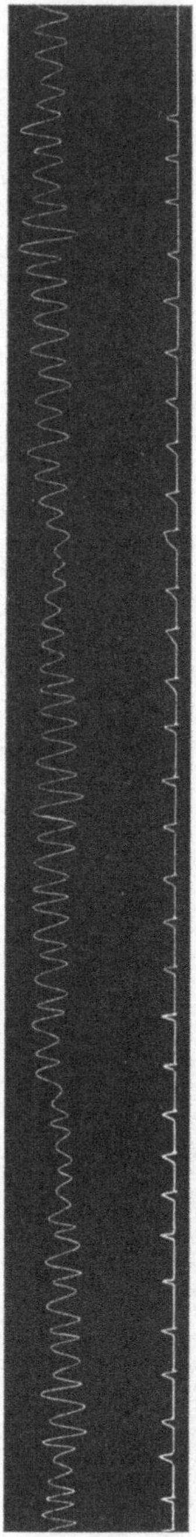

Abb. 7. Fall 403. Kopfzittern, in kurzen Abständen an- und abschwellend, aber sonst regelmäßig. Frequenz 588 mal. Augen geschlossen. Zeit in $^1/_5$ Sekunden.

Lidzittern das am wenigsten charakteristische. Lidkrampf und Kopfzittern können simuliert werden, Augenzittern nicht. Falls Kopf- und Augenzittern in bezug auf Bahn und Frequenz nicht genau übereinstimmen, kommen auch andere Ursachen in Betracht, wie Alkoholismus, Alterstremor, Paralysis agitans, Neurasthenie und Simulation.

Wenn auch manche englische Ärzte diese drei Zeichen für die wesentlichen halten[2], so scheint doch die Mehrzahl auf dem Standpunkt zu stehen, daß es sich hier um eine Allgemeinkrankheit, Coal Miner's Neurosis[2] handele, deren bekanntestes Zeichen zwar das Augenzittern sei, deren Diagnose aber auch ohne dasselbe gestellt werden könne. Das ergibt sich besonders aus der später erwähnten Definition.

Daß diese Auffassung auch jetzt noch vorherrscht, geht aus der Schrift von Haycraft[3] hervor, die als Einführung in die Nystagmuskunde gedacht ist. Darin werden als wichtige Zeichen aufgezählt: Herabsetzung des Sehens auch außerhalb des Augenzitterns, Einschränkung des Gesichtsfeldes für Weiß und Farben in 86%, Kopfschmerzen, Lichtscheu, Schwindel, Schlaflosigkeit, Scheinbewegungen, Rückwärtsbeugung des Kopfes, Zittern der Lider, des Kopfes, der Hände, Ataxie, Schwanken und Schwindel nach Bücken. Als Ursache wird eine Erschöpfung des Zentralnervensystems und der Netzhaut angenommen.

Es scheint mir angebracht, hier einige Zeichen zu erörtern, um ihre Auffassung von Fehlern zu befreien.

1. Die Augenschwingungen. Llewellyn bezeichnete sie 1912 als rotatorisch und nahm auch beim sog. lateralen und vertikalen Ny eine rotatorische Komponente an. Er zeichnete sie als offene Kreis- und Ellipsenbahn. Auch Roche[4] hält sie nicht für eine komplette Rotation. „Sie beschreiben ein wenig mehr als einen Halbkreis. Gelegentlich sind sie waagerecht oder senkrecht." Haycraft erklärt sie für rotatorisch oder radförmig und sieht diese Formen als charakteristisch an.

---

[1] Siehe Llewellyn 1912 und First Report of the Miner's Nystagmus Committee 1922.

[2] Auch Rutten-Lüttich hat den allgemeinen Charakter der Krankheit, in der er ein Syndrom der Vagotonie erblickt, schon 1908 betont.

[3] Haycraft: Coal-Miner's Nystagmus. Oxford 1931.

[4] Roche: Brit. J. Ophthalm. 1931, S. 214.

Diese Darstellung ist nicht ausreichend. Die beste Art der Untersuchung geschieht nicht, wie noch vielfach angenommen wird, mittels des Ophthalmometers oder des Augenspiegels, sondern mittels des Hornhautmikroskops bei 20facher Vergrößerung an aufgestäubten Calomelteilchen[1]. Dabei ergeben sich außerordentlich zahlreiche Schwingungsformen. Eine Anzahl ist in der Abb. 9 enthalten. Die unten links stehende Ziffer gibt die laufende, auf eine Tabelle hinweisende Nummer an. Rechtes und linkes Auge sind durch die gestrichelte Linie getrennt. Die Fälle sind, soweit es möglich war, nach der Amplitude geordnet. Diese Abbildung macht auf Vollständigkeit keinen Anspruch, da sie für andere Zwecke bestimmt war, stellt aber die exakteste bisher vorliegende subjektive Nachbildung der Schwingungsformen dar. Bei einem Teil der Fälle beschreibt der vordere Hornhautpol eine gerade Linie (senkrecht, waagerecht, schräg). Bei einem anderen dreht

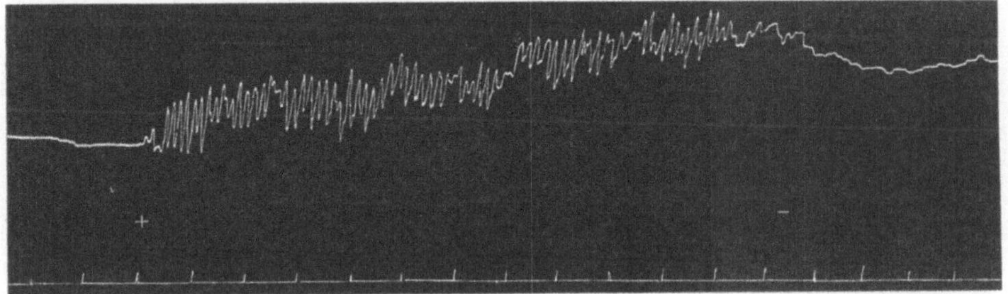

Abb. 8. Fall 116. Stoßweises Armzittern, 390 mal in der Minute; 50-K.-Glühlampe. + Augen offen, — zu.

sich das Auge um eine ungefähr sagittale Achse, die aber fast nie mit der Gesichtslinie übereinstimmt, sondern vorn erheblich nasal, hinten temporal von ihr liegt. Hier bleibt also ein nasal von der Hornhautmitte gelegener Punkt in Ruhe. Diese Form muß als Raddrehung bezeichnet werden. Rotatorisch sollen diejenigen heißen, bei denen der vordere Hornhautpol die Bahn eines Kreises oder einer Ellipse beschreibt, die manchmal mathematisch genau zu sein scheint, bisweilen auch Einbuchtungen aufweist. Selbstverständlich bleibt die Bahn nicht offen, sondern wiederholt sich immer in der gleichen Weise, falls sie nicht durch eine willkürliche oder optische Augenbewegung unterbrochen wird. Die Drehung kann mit dem Uhrzeiger oder gegen ihn erfolgen. Die Schwingungen sind selten genau assoziiert, meistens mehr oder minder dissoziiert, wie aus der Abb. 9 klar hervorgeht. Wenn die Bahn auf beiden Augen ungefähr übereinstimmt, ist meistens die Amplitude verschieden. Waagerechtes und senkrechtes Zittern kommt in zwei verschiedenen Formen vor, sowohl gleichsinnig, wie gegensinnig. Das gegensinnige Horizontalzittern fasse ich als Störung der Divergenzinnervation auf[2].

---

[1] Ohm: Graefes Arch. Bd. 124 (1930), S. 681.
[2] Ohm: Klin. Mbl. Augenheilk. Bd. 86 (1931), S. 776.

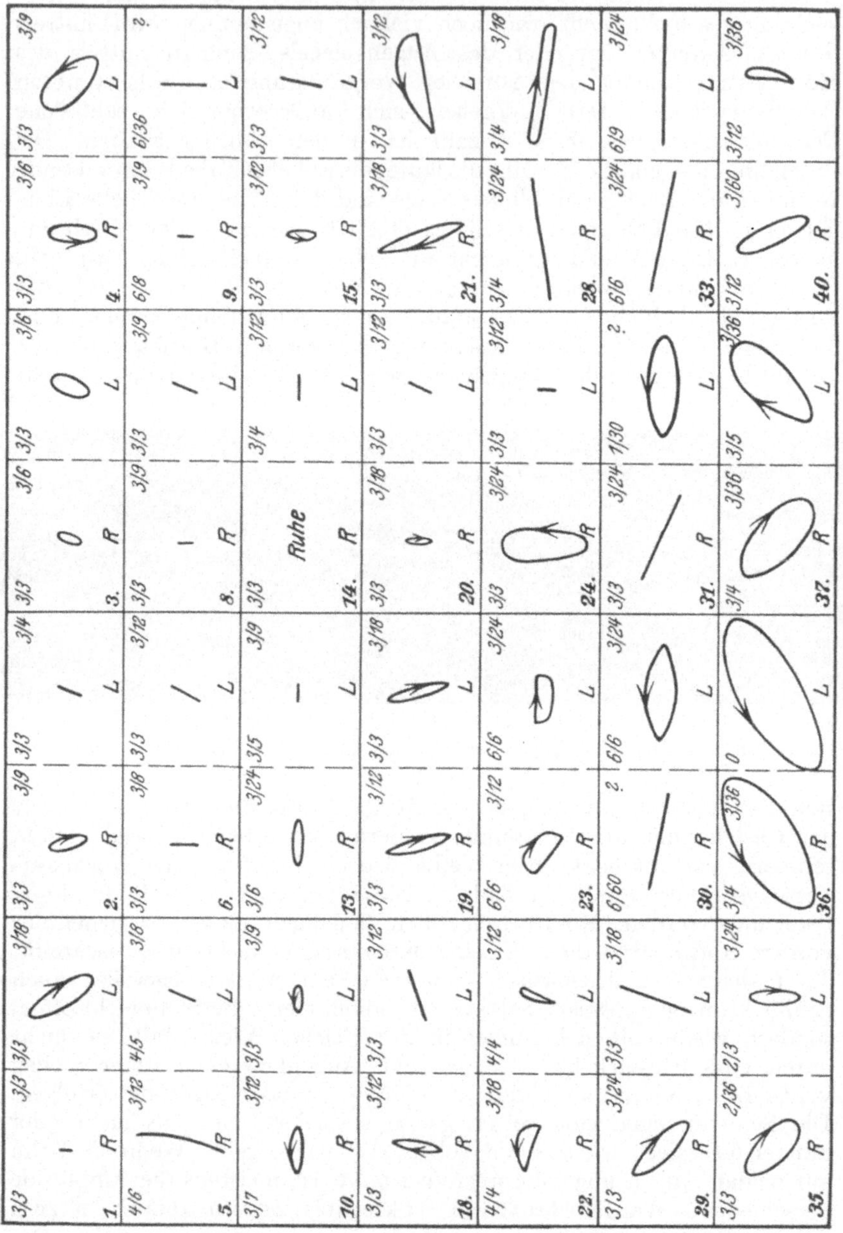

Abb. 9. Bahn und Amplitude des Augenzitterns nach Beobachtungen an der Spaltlampe bei 20facher Vergrößerung in ihrem Verhältnis zur Sehschärfe.

Wertvoll ist auch die kinematographische Methode von Wiedersheim[1].

---

[1] Wiedersheim: Klin. Mbl. Augenheilk. Bd. 80 S. 380, Bd. 83 S. 7, 32, Bd. 87 S. 819.

Diese Untersuchungen sind nicht nur von Wichtigkeit für die Analyse der motorischen Augeninnervation, die sich aus einer außerordentlich großen Zahl von binokularen Erregungen zusammensetzt, sondern auch für die Ergründung der Ursachen des Augenzitterns. Die Autoren (Nuel, Butler), welche während der Grubenarbeit eine Unterfunktion der Fovea und eine Überlegenheit der Netzhautperipherie annehmen, werden durch einen erheblichen Teil der Schwingungsrichtungen widerlegt. Denn wenn es richtig wäre, daß die Augen umherwanderten, um perifoveale Eindrücke zu verwenden, so könnten nur gleichsinnige Augenbewegungen entstehen, niemals aber dissoziierte oder gar gegensinnig-vertikale oder -horizontale. Es kommt hinzu, daß die Amplitude im Beginn bisweilen so klein ist, daß der betrachtete Gegenstand die Fovea während des Zitterns gar nicht verläßt. Obige Erklärung ist also unzulänglich.

Von größter praktischer Bedeutung ist die Beziehung des Augenzitterns zur Blickrichtung. Romiée[1] war der erste, der sie mit seinem Nystagmometer auf exakte Weise untersucht und als einen Maßstab für die Stärke des Leidens er-

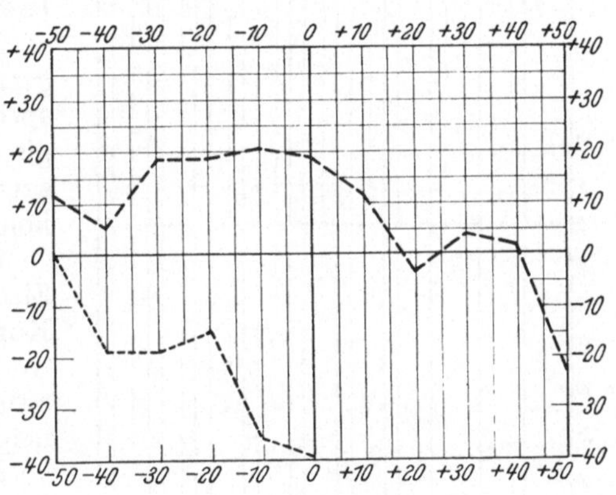

Abb. 10. Fall 78. Zitterfeld.

klärt hat, der es ermögliche, Besserungen und Verschlechterungen festzustellen. Ich habe diese Untersuchung seit 1916 weiter entwickelt, aber sonst hat sie in der Literatur keine Rolle gespielt. Ich führe sie an der 1 m entfernten Tangententafel bei konstanter Beleuchtung und Fixierung des Kopfes mittels der Kinn-Stirnstütze auf folgende Weise aus. Ein kleines Sehobjekt wird in der mittleren Vertikalen von unten, wo die Augen meistens ruhig sind, langsam nach oben bewegt (↑), bis das Zittern einsetzt, worauf dieser Punkt mit Kreide markiert wird. Nun wandern die Augen noch 5° höher, damit das Zittern zu voller Entwicklung kommt, worauf sie langsam wieder nach unten geführt werden (↓), bis es aufhört. Nimmt man diese Untersuchung auch auf beiden Seiten der Tangententafel vor, so lernt man den Teil des Blickfeldes kennen, der von Zittern beherrscht wird (Abb. 10). Ich nenne ihn Zitterfeld und bezeichne es als absolut von dem Punkte an, bei dem das Zittern bei Aufwärtsbewegung ausgelöst wird (doppelte Strichelung) und relativ von da bis zu dem Punkte, wo es bei Abwärtsbewegung aufhört (einfache Strichelung). Der Winkel zwischen beiden Punkten möge „Differenzwinkel" heißen. Es kommen hier von Fall zu Fall große Verschiedenheiten vor, sowohl in bezug auf die Ausdehnung und Form des absoluten Zitterfeldes, wie in seinem Verhältnis

---

[1] Romiée: Etude sur le Nystagmus des Houilleurs 1892, S. 36.

zum relativen Zitterfeld (Differenzwinkel). In Abb. 11 sind die Verhältnisse in den mittleren Vertikalen bei 10 Fällen wiedergegeben. Das Zitterfeld ist häufig monatelang ganz konstant.

Von fundamentaler Bedeutung ist auch die Beziehung des Augenzitterns zur Kopfhaltung. Es kommt vor, daß jemand bei aufrechter Haltung bei keiner Blickrichtung Augenzittern zeigt. Neigt er aber den Kopf 20—30° nach vorn, so fängt das Zittern an und kann sich

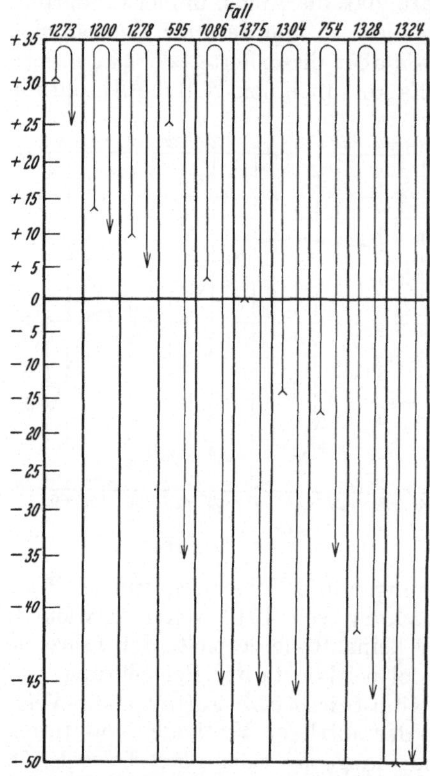

Abb. 11. Beziehungen des Augenzitterns zur mittleren Vertikalen bei aufrechter Kopfhaltung.

über einen großen Teil des Blickfeldes erstrecken. Am schlimmsten ist es in der Regel, wenn der Kopf 90° nach vorn geneigt bzw. wenn die Ohr-Augenlinie senkrecht gegen den Boden gerichtet wird. Diese Linie entspricht alsdann der „physiologischen" Horizontalen im Gegensatz zur „mathematischen", die konstant bleibt.

Fast immer ist auch das Zittern schlimmer, wenn der Kopf zur Schulter geneigt wird, wobei erhebliche Unterschiede zwischen Rechts- und Linksneigung bestehen können.

2. Die Frequenz. Es ist auffallend, wie man sich früher bezüglich der Frequenz geirrt hat. Snell schätzte sie 1892 auf 60—100, Nieden 1894 auf 80—100, Romiée dagegen auf 120—500. Nieden will im Anfang nur 40 Schläge gezählt haben. Llewellyn nimmt 100 bis 500, Roche 100—200—350 Schwingungen in der Minute an.

Die von mir an Hunderten von Fällen systematisch durchgeführte Nystagmographie hat volle Aufklärung gebracht. Wenn man von einfachen Grundschwingungen, wie in Abb. 1, ausgeht, liegt die Frequenz zwischen 180 und 410. Berücksichtigt man die komplizierten Grundschwingungen, wie in Abb. 12, die offenbar auf Interferenzen beruhen (harmonische Analyse), so kommen Frequenzen bis herab auf 120 vor, aber selten. Stellt man noch die zwischen den frequenteren Pendelschwingungen auftretenden „seltenen Rucke" in Rechnung (Abb. 23), so ergeben sich noch Frequenzen bis herab auf 18 in der Minute, letztere aber niemals für sich allein.

Unter ganz besonders günstigen Bedingungen, wenn das Zittern abklingt, kann man noch Frequenzen bis herauf zu 840 in der Minute beobachten. Man sollte der Frequenz bei den Erörterungen über die Natur und Ursachen der Krankheit viel mehr Beachtung schenken, als es bisher geschehen ist. Sie muß auch den Physiologen aufs höchste interessieren, da sie für den Träger sehr charakteristisch ist, oft viele Jahre fast identisch bleibt und auch bei Verwandten genau gleich sein kann.

3. Die Scheinbewegungen. Sie sind das subjektive Korrelat unwillkürlicher, im späteren Leben auftretender Augenbewegungen und ent-

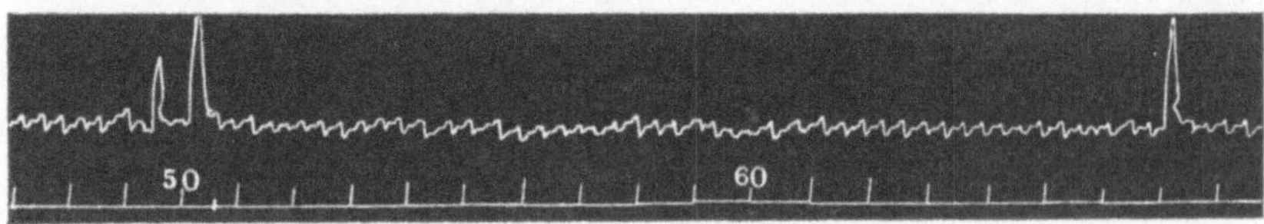

Abb. 12. Fall 908. Ruckförmiges Augenzittern (Aufrucke): 162 mal in einer Minute mit 2—3 Wellen. Frequenz 357 mal, wenn alles gezählt wird.

sprechen genau der Bahn des Zitterns. Fragt man die Bergleute, wie sich die Gegenstände bewegen, so erhält man zunächst meistens keine präzise Antwort. Der eine sagt: „Es geht alles rund", der andere: „Ich sehe zehn Lichter". Bietet man ihnen einen feinen Lichtpunkt im Dunkelzimmer, so gelingt es meistens, eine Übereinstimmung zwischen der Bestimmung an der Spaltlampe und den Scheinbewegungen zu erzielen. Manche Leute sind auch imstande, eine gute Zeichnung der Scheinbewegungen zu liefern (Abb. 13). Nuel[1], der betont, daß die Bergleute die Gegenstände tanzen sehen im Gegensatz zu den Personen mit angeborenem Augenzittern, erwähnt einen Mann, der 40 Jahre an Augenzittern litt. Zuerst habe er auch das Tanzen der Gegenstände wahrgenommen, später aber nicht mehr.

Bartels[2] schreibt:

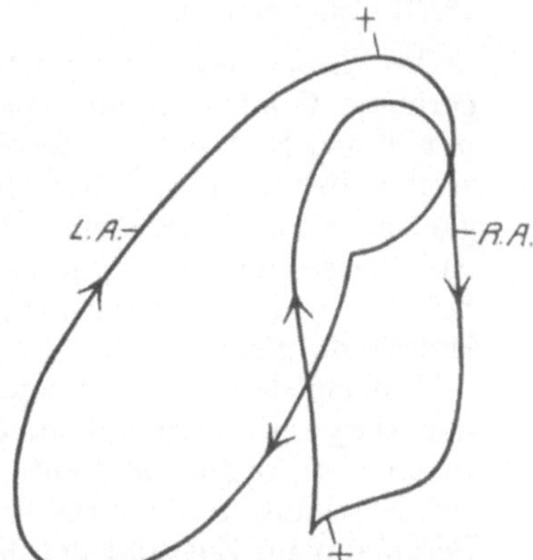

Abb. 13. Fall 937. Scheinbewegungen nach der Zeichnung des Kranken. Wenn das rechte Auge unten bei + ist, befindet sich das linke oben bei +.

„Aus unseren Untersuchungen geht einwandfrei hervor, daß keineswegs mit den zitternden Bewegungen auch auf jeden Fall Scheinbewegungen verbunden sind; wenn nämlich Scheinbewegungen beim Augenzittern mit Sicherheit immer aufgetreten wären, so könnten sie in der Grube, wo einzelne Lampen im Dunkeln vorhanden sind, unmöglich verborgen bleiben."

Er hält auch eine Gewöhnung an die Scheinbewegungen bzw. eine psychische Unterdrückung für möglich, wobei er auf die Verhältnisse bei Leuten mit Schielen und älteren Augenmuskellähmungen hinweist, bei denen man auch durch geeignete Versuchsbedingungen mit wenigen Ausnahmen Doppelbilder erzeugen könne, ohne daß sie aber für gewöhnlich dadurch belästigt würden.

---

[1] Nuel: Soc. belge d'Ophtalm. 1908 S. 40.   [2] Bartels: loc. cit. S. 37.

Dieser Vergleich ist nicht zulässig. Es gibt auch physiologische Doppelbilder, z. B. von Gegenständen in verschiedener Entfernung. Aber wer kennt sie außer dem Physiologen und dem Augenarzt? Die Netzhaut ist für Bewegungsreize viel empfindlicher als für stationäre. Es kommt hinzu, daß das Doppelbild auf einer peripheren Netzhautstelle liegt, während beim Augenzittern immer auch die Fovea in den Bewegungsreiz einbegriffen ist. Deshalb kann eine Unterdrückung gar nicht stattfinden, um so weniger, als fast jeder Augenzitterer Perioden oder wenigstens gewisse Blickrichtungen ohne Zittern hat. Ich mache mich deshalb anheischig, jeden Mann mit Augenzittern, auch wenn es jahrzehntelang besteht, zu einer Angabe (Zeichnung) seiner Scheinbewegungen zu veranlassen, die mit dem Ergebnis der Spaltlampenuntersuchung ganz oder annähernd übereinstimmt.

4. Die Sehschärfe während des Augenzitterns. 1916 habe ich an mehr als 500 Fällen von Augenzittern nachgewiesen, daß der Augenbefund bei der Mehrzahl der Fälle gut ist. Ich zitiere davon bezüglich

Refraktion		Sehschärfe während der Augenruhe		
25,7%	Emmetropie	$1-^4/_5$	bei	71,1%
45,1%	Hyperopie bzw. Astigmatismus	unter $^4/_5-^1/_2$	„	13,7%
15,4%	Myopie bzw. Astigmastismus	unter $^1/_2-^1/_{10}$	„	10,3%
13,7%	Anisometropic	unter $^1/_{10}$	„	4,8%

Wo Brechungsfehler vorliegen, sind sie bei der Mehrzahl der Fälle geringen Grades. Meine späteren Untersuchungen stimmen durchaus mit diesen Statistiken überein, weshalb mir jeder Versuch, das Augenzittern der Bergleute auf Fehler im Bau des Auges zurückzuführen, ganz aussichtslos erscheint. Dem widerspricht nicht, wenn ich annehme, daß Leute mit hochgradiger Kurzsichtigkeit eher von Augenzittern befallen werden als Emmetropen, vorausgesetzt, daß die sonstigen Umstände gleich sind.

Entschieden muß ich auch denjenigen Autoren entgegentreten, die mit Haycraft annehmen, daß die schlechte Sehschärfe der Augenzitterer bei Augenruhe häufig weiter bestehe und dies auf „Exhaustion" der Netzhaut und neurasthenische Schwäche zurückführen. Gibt ein Bergmann im Zustand der Ruhe des Auges nicht diejenige Sehschärfe an, die man von ihm auf Grund seines Augenbefundes erwarten kann, so simuliert er.

Hier handelt es sich um die Frage: Wie beeinflußt das Augenzittern die Sehschärfe? Zunächst die Meinung einiger früherer Autoren.

Dransart[1]:

„Quand les yeux se balancent, la vision est excessivement troublée, le malade ne peut reconnaître personne. En dehors de l'accès nystagmique, l'acuité est légèrement endommagée; dans la plupart des cas, cette diminution est considérable."

Dransart, der sich hier nicht ganz klar ausdrückt, sagt später[2]:

„Lorsque celui-ci (l'accès nystagmique) éclate, tous les objets dansent et tournent: la vision est alors très défectueuse et le mineur ne peut rien reconnaître,

---

[1] Dransart: Du nystagmus chez les mineurs 1877, S. 17.

[2] Dransart et Famechon: Contribution à l'étude du nystagmus des mineurs, 1908 S. 7.

surtout lorsqu'il entre le soir dans un lieu éclairé ... Dans les cas graves, le trouble de la vision est tel qu'il empêche absolument tout travail."

Romiée[1], sich gegen Dransart wendend, sagt:

„Un nystagmique peut, lorsque l'affection est très prononcée, éprouver une certaine gêne, mais c'est tout."

Nieden[2] beschreibt den Rundtanz der Gegenstände, die Unfähigkeit, die Werkzeuge genau in der gewünschten Richtung zu führen, das Gefühl der Unsicherheit und des Schwindels, der Scheinbewegungen, des allgemeinen Unbehagens, das sich bis zur Brechneigung steigern könne, das Taumeln des Ganges und fügt hinzu:

„In vielen Fällen ist es mir unbegreiflich gewesen, wie bei einem solchen Grad von Nystagmus-Bewegungen, daß das Auge in wildesten Rollungen und Drehungen hin und her geschleudert wurde, die Willensenergie des Patienten es durchzusetzen vermochte, seine Arbeit unter diesen enorm erschwerten Verhältnissen weiter fortzusetzen."

Nuel[3] bemerkt, daß die Sehschärfe während der Ruhe der Augen im allgemeinen normal ist und fährt dann fort: „L'acuité visuelle de ces yeux tombe, pendant l'oscillation, à un sixième, même à un douzième et moins", letzteres auch bei dem oben erwähnten alten Nystagmiker, der angeblich keine Scheinbewegungen wahrnahm. Nuel betont, daß man diese Eigentümlichkeit berücksichtigen müsse, wenn es sich darum handele, die Arbeitsfähigkeit abzuschätzen.

Butler[4]: „Generally, visual acuity is quite normal when the eyes are at rest, but when the nystagmus comes on, it may fall from 6/6 to 6/60."

Man sieht aus diesen Äußerungen, daß maßgebende Autoren über diesen Punkt einig sind. Auffallend ist aber auch, daß manche Abhandlungen die Sehschärfe während des Zitterns mit keinem Wort berühren[5]. Ich habe 1916 eine Tabelle gebracht, aus der man die Richtung, Frequenz und Amplitude des Zitterns, die Blickrichtung, bei der es bestand und die Sehschärfe während und außerhalb des Anfalls entnehmen kann. Es ergab sich damals, daß sie bei dem einen Fall von 4/4 auf 4/10, bei dem andern auf 6/50, ja sogar auf Fingerzählen in 2 und $^3/_4$ m sinkt[6]. In einer neueren, mit verfeinerter Methode gewonnenen Untersuchungsreihe bin ich zu dem gleichen Ergebnis gekommen. Es lautet dahin, daß der Sehakt bei beruflichem Augenzittern durch Scheinbewegungen,

---

[1] Romiée: Étude sur le nystagmus des houilleurs 1892 S. 26.

[2] Nieden: Nystagmus d. B. 1894, S. 14.

[3] Nuel: Soc. d'Ophtalm. 1908 S. 42.

[4] Butler: Ophthalmoscope 1909, S. 525.

[5] Man berücksichtige auch die Untersuchungen über das Sehen bei anderen Arten von Augenzittern. Lafon erklärt, daß beim angeborenen Nystagmus das schlechte Sehen nicht Ursache, sondern Folge der Schwingungen sei. Die Sehschärfe sei proportional der Amplitude der Schwingungen und liege meistens zwischen $^1/_3$ und $^1/_{10}$ (Ann. d'Oculist. 1914 S. 1). — Cords: „In allen Fällen von Nystagmus, in denen die Augen keinen Moment zur Ruhe kommen und fortdauernd hin und her pendeln, also vor allem bei dem kongenitalen Fixationsnystagmus, ist die Sehleistung stark herabgesetzt" (Kurzes Hb. Ophthalm. Bd. 3, S. 632). Leicht zu demonstrieren ist der große Unterschied während und außerhalb des Anfalls beim latenten Nystagmus.

[6] Ohm: Augenzittern der Bergleute und Verwandtes, 1916 S. 275. — Ohm: Graefes Arch. Bd. 124, S. 684.

Verlust der zweiäugigen Tiefenschätzung und Herabsetzung der Sehschärfe benachteiligt ist. Letztere ist proportional den Eigenschaften des Augenzitterns, nämlich Bahn, Frequenz und Amplitude, und läßt sich auf Grund derselben von einem erfahrenen Gutachter auch objektiv abschätzen.

Eine diametral entgegengesetzte Ansicht ist neuerdings von Bartels und Knepper[1] geäußert. Während Bartels noch 1928[2] betonte, daß das Pendelzittern selbst, wozu ja auch die meisten Fälle von Bergmannsnystagmus gehören, die Sehschärfe oft herabsetzt, erklärt er 1930 bezüglich der Bergleute: „Die Sehschärfe ist in sehr vielen Fällen auch im Zitterfelde normal bzw. praktisch normal.“ Er hält es nicht für möglich, mit einiger Sicherheit in dem einzelnen Fall unabhängig von den Angaben des Patienten zu bestimmen, ob die Sehschärfe herabgesetzt sei oder nicht und bemerkt, daß von den untersuchten Augenzitterern etwa 90% keine oder kaum nennenswerte Beschwerden hatten, obgleich sie zum Teil heftiges Zittern in allen Blickrichtungen aufwiesen.

Bartels bemerkt in diesem Zusammenhange S. 26: „Auch Ohm hat in seiner Arbeit ‚Das Augenzittern der Bergleute‘ angeführt, daß die Sehschärfe der Augenzitterer eine durchaus gute ist.“ Dieser Satz steht in „Augenzittern der Bergleute und Verwandtes“ 1916, S. 11, wo ich aber keinen Zweifel darüber gelassen habe, daß die Sehschärfe während der Augenruhe gemeint ist. Dieses Zitat war also bei Bartels an dieser Stelle nicht angebracht.

Die Unterlagen, auf die sich Bartels hier stützt, scheinen mir sehr anfechtbar. Da über diesen Punkt unbedingt Klarheit geschaffen werden muß, führe ich sie hier z. T. an: S. 25 heißt es:

„Augenzittern bei gehobenem Blick 14 Bergleute. Bei diesen betrug der Visus (Sehschärfe): beim Blick geradeaus $S = 1$ (normal) 11 mal

bei gesenktem Kopf $S = 1 = 4$ mal

$S = \frac{1}{2} = 4$ „

und gehobenem Blick $S = \frac{1}{3} = 3$ „

$S = \frac{1}{4} = 1$ „

Hier sind also nur 4 Bergleute bei erhobenem Blick, d. h. im Zitterfelde geprüft; bei allen war die Sehschärfe herabgesetzt. Untersuchungen bei anderer Blickrichtung zu erwähnen, hatte an dieser Stelle keinen Zweck und kann beim Laien nur einen falschen Eindruck erwecken.

S. 26 schreibt Bartels:

„Augenzittern bei gehobenem Blick, geradeaus und seitlich: 13 Bergleute. Der Visus betrug:

beim Blick geradeaus $S = 1 = 7$ mal

$S = \frac{1}{2} = 1$ mal

$S = \frac{1}{3} = 2$ mal

$S = \frac{1}{4} = 3$ mal

bei gesenktem Kopf $S = 1 = *$

$S = \frac{1}{2} = 1$ mal

[1] Bartels u. Knepper: loc. cit. S. 36, 37 u. 26.
[2] Bartels: Klin. Mbl. Augenheilk. Bd. 80, S. 165.
* Hier fehlt im Original die Ziffer.

$$\text{Blick gehoben} \quad \ldots \quad S = 1/_3 = *$$
$$S = 1/_4 = 1 \text{ mal}$$
$$S = 1/_5 = 1 \text{ mal}$$
$$S = 1/_7 = 1 \text{ mal''.}$$

Nach meinen viel umfangreicheren Untersuchungen muß ich es als ganz unwahrscheinlich bezeichnen, daß von 13 Bergleuten 7 während des Zitterns normale Sehschärfe besitzen. Ich nehme an, daß hier ein Beobachtungsfehler vorliegt, d. h. daß nicht im Zitterfelde untersucht ist.

Von einigen Knappschaftsärzten sind der Augenzitternkommission auch Fälle mit „normaler Sehschärfe im Zitterfelde" gemeldet worden. Darunter sind solche mit „starkem", „wildem rotierendem" Nystagmus. Die Ruhrknappschaft gab mir die Möglichkeit, vier von ihnen nachzuuntersuchen. Bei drei war das Zittern so gering, daß eine Sehprüfung im Zitterfelde nicht mehr stattfinden konnte. Ich will darauf hier aber kein Gewicht legen, da seit der Meldung eine erhebliche Besserung des Zitterns möglich war. Wichtig ist aber, daß auch diese Leute, die von dem Zweck meiner Untersuchung keine Ahnung hatten, die Frage, ob sie während des Zitterns deutlich sehen könnten, entschieden verneinten. Der vierte zeigte bei geradem Blick noch lebhaftes Augenzittern und Lidkrampf bei geradem Blick und kam unter diesen Umständen über eine Sehschärfe von 3/24 nicht hinaus, während er bei ruhigen Augen 3/3 hatte. Ich kann also nicht umhin, hier den Vorwurf unsachgemäßer Untersuchung zu erheben, den ich auch auf die übrigen Fälle mit angeblich „normaler Sehschärfe im Zitterfelde" ausdehne und nur dann zurücknehme, wenn eine einwandfreie Nachuntersuchung vor der Kommission ihn als unberechtigt erweist. Die kranken Bergleute können verlangen, daß irrtümliche Auffassungen, die die Bedeutung des Leidens für den Träger verdunkeln, endlich ausgemerzt werden.

In seiner 2. Abhandlung gibt Bartels bereits zu, daß das Sehvermögen im Zitterfelde grundsätzlich herabgesetzt sei und daß es sogar Zitterer mit einer Sehschärfe von 2/50 gebe. Aber auch hier betont er noch, daß eine Anzahl Augenzitterer ein relativ gutes Sehvermögen besitzt und stellt sie in Parallele mit den Fällen von angeborenem Nystagmus, die normales Sehvermögen haben. Solche Leute sind mir auch bekannt, aber sie sind günstiger daran, weil sie nicht unter Scheinbewegungen zu leiden haben.

Wenn es so schwer ist, auf diesem wichtigen Gebiete zu einer Einigung zu gelangen, so kann das nur an der Verschiedenheit der Untersuchungstechnik liegen. Ich gehe so vor, daß ich während der Sehprüfung die Augen scharf beobachte, ob das Augenzittern niemals auch nur für kurze Zeit aussetzt und lasse dabei von einer Hilfsperson die Zahlen an der Tafel zeigen. Dann ergibt sich stets eine von Fall zu Fall verschiedene Herabsetzung der Sehschärfe. Ich versuche immer auch die Sehschärfe während der Augenruhe zu ermitteln. Wenn das bei geradem Blick nicht möglich ist, muß man den Kopf nach hinten legen und die Augen senken lassen bei entsprechender Aufstellung der Tafel. Von

---

* Hier fehlt im Original die Ziffer.

den ganz schlimmen Fällen abgesehen, gelingt es so fast immer, die
Sehwerte während der Ruhe und des Zitterns zu ermitteln, wobei natürlich auf etwaige Refraktionsfehler Rücksicht genommen werden muß.
Damit kommt man zu einem sicheren Urteil über die Einbuße an Sehvermögen, die das Augenzittern mit sich bringt. Sie ist bei binokularem
Sehen größer als bei monokularem, weil die Bilder durcheinander-
wirbeln.

Auf diese Weise bin ich zu den Werten einer Tabelle gelangt, die in
Graefes Arch. Nr. 124 S. 684—687 veröffentlicht ist und 40 Fälle
enthält. Ein Teil ist in Abb. 9 aufgeführt. Die linke obere Zahl bedeutet die Sehschärfe während der Ruhe, die rechte obere während des
Zitterns. Den Sehwerten sind in der erwähnten Tabelle alle mittels
Nystagmographie und Spaltlampenbeobachtung erreichbaren Eigenschaften des Augenzitterns gegenübergestellt. Wenn so auch eine voll-
ständige Kongruenz zwischen Sehprüfung und objektiver Untersuchung
nicht erzielt werden kann, weil beide unter verschiedenen Bedingungen
stattfinden, so geht doch aus der Tabelle und Abb. 9 mit aller Sicherheit hervor, daß die Sehschärfe während des Augenzitterns fast immer
herabgesetzt ist. Es fand sich bei 40 Fällen nur ein Auge (Nr. 1, r. A.),
das trotz Zitterns normale Sehschärfe besaß. Der Grund ist hier leicht
zu entdecken. Die Amplitude des Zitterns betrug nur 0,08 mm. Bei
allen andern verursachte das Zittern einen Verlust an Sehkraft, der
zwischen 1/8 und 19/20 lag. Die Beeinträchtigung des Sehens ist natürlich keine zufällige, sondern geht den Eigenschaften des Zitterns proportional. Je verworrener die Bahn, je größer Frequenz und Amplitude,
desto schlechter ist die Sehschärfe. Man verfolge die Abb. 9 von links
nach rechts und von oben nach unten. Sie ist normal bei sehr kleiner
Amplitude (Fall 1, r. A.) und beträgt nur 3/36 bei sehr großer Amplitude (Fall 36, r. A.). Wo auf beiden Augen ein erheblicher Amplituden-
unterschied besteht, ist die Sehschärfe immer verschieden und auf dem
stärker zitternden Auge am geringsten.

Da nun alle Eigenschaften des Augenzitterns einer exakten Untersuchung zugänglich sind, besteht auch die Möglichkeit einer objektiven
Schätzung der Sehschärfe während des Zitterns für denjenigen, der
mit diesen Dingen vertraut ist.

In den letzten Monaten habe ich zahlreichen Bergleuten die Frage
vorgelegt: Sieht man während des Augenzitterns ebensogut wie während
der Augenruhe?, ohne sie über die Bedeutung dieser Frage aufzuklären.
Alle haben sie verneint. Die meisten zeigen dabei eine charakteristische
Nebenreaktion. Sie lächeln, als wenn sie sagen wollten: Wie kann ein
Arzt überhaupt eine solche Frage stellen?

Es besteht auch kein Grund zu der Annahme, daß meine Bergleute
etwa ihre Sehschärfe während des Zitterns zu niedrig angegeben haben,
denn das Ergebnis der Sehprüfung ist für sie ganz belanglos, da die
Arbeitsfähigkeit lediglich nach den objektiven Merkmalen beurteilt wird.
Zudem erstrecken sich meine Untersuchungen über 15 Jahre. Es macht
auch keinen Unterschied, ob es sich um frisches oder altes Zittern handelt,
ob die Leute arbeiten oder feiern. Das Verhältnis von Sehschärfe und

Augenzittern ist immer das gleiche. Bartels' Annahme, daß die Bergleute bei jahrzehntelangem Bestehen des Augenzitterns ein besseres Sehvermögen wiedererlangen können bzw. von ihren Scheinbewegungen befreit werden, vermag ich an zahlreichen Fällen zu widerlegen.

Auf der Versammlung in Essen am 24. Okt. 1931 habe ich einen 59jährigen Bergmann (Ny 883) vorgestellt, bei dem ich bereits 1915 gelegentlich einer akuten Bindehautentzündung als Nebenbefund starkes Augenzittern bis 15° unter der Horizontalen beobachtet hatte. Meinem damaligen Rat, krank zu feiern, ist er seiner Familienverhältnisse wegen nicht nachgekommen, sondern hat bis jetzt unter Tage weitergearbeitet. Mit 50 Jahren konnte er, wie es sonst üblich ist, noch nicht aufhören. weil er wegen Körperschwäche seinerzeit nicht in die Pensionskasse aufgenommen war. Erst im September 1931 fing er nach 32jähriger Grubenarbeit an zu feiern. Wer den Gedankengängen von Bartels und anderen Autoren folgt, muß annehmen, daß dieser Mann durch das Zittern kaum belästigt wird, d. h. über eine brauchbare Sehschärfe verfügt und nicht unter Scheinbewegungen leidet. Sein Zittern beginnt an der Tangententafel ↑ bei etwa $+ 20°$ und bleibt ↓ bis $— 40°$. Die Bahn ist bds. schräg-diagonal-ellipsenförmig mit U. Die Frequenz beträgt 4,9 je Sek., die Amplitude ist groß. Es handelt sich also um einen schlimmen Fall. Seine Sehschärfe beträgt mit $+ 1,5$ bei Ruhe der Augen 3/3, bei Zittern 3/36, zeitweise 3/24 mit Mühe. Von einem auf 3 m vorgehaltenen dicken Tintenklex zeichnet er mir sofort die Scheinbewegungen auf, die mit meiner Bestimmung der Bahn am vorderen Hornhautpol sehr gut übereinstimmen.

Wir haben also einen Mann vor uns, der während des Zitterns eine Sehschärfe von 1/8—1/12 besitzt und unter unangenehmen ellipsenförmigen Scheinbewegungen leidet. Die Erklärung, daß er in diesem Zustand mehr als 16 Jahre in der Grube ausgehalten hat, kann nur in seinen wirtschaftlichen Verhältnissen gesucht werden. Es sind mir zahlreiche ähnliche Fälle bekannt. und sie wären noch viel zahlreicher, wenn wir keine soziale Gesetzgebung hätten. Man täte allen schweres Unrecht, wenn man annähme. daß sie durch ihr Augenzittern nicht besonders belästigt würden.

5. Das Gesichtsfeld. Frühere Autoren haben das Gesichtsfeld der Augenzitterer für normal erklärt. In den letzten Jahren nahmen englische Ärzte (Cridland, Haycraft[1]) eine Einschränkung des Gesichtsfeldes während der Augenruhe an, letzterer in 86% der Fälle. Er hatte 34 Fälle zu begutachten, von denen manche die Rente 7, 8. 10 und mehr Jahre besaßen. Augenzittern ließ sich nur bei 21 nachweisen, Gesichtsfeldeinschränkung dagegen bei 29. Letztere wird in Abwesenheit der „physikalischen Zeichen" zusammen mit den typischen subjektiven Zeichen für genügend gehalten, um die Diagnose „Augenzittern der Bergleute" zu stellen und zu folgern, daß die Genesung noch nicht soweit gediehen ist, um die Untertagearbeit wieder zu erlauben. Die Gesichtsfeldeinschränkung soll auf „Exhaustion" der Netzhaut beruhen und ein Beweis für eine chronische Gasvergiftung

---

[1] Haycraft: Brit. J. Ophthalm. Bd. 14, S. 523 und loc. cit. S. 913.

sein. Meines Erachtens ist Simulation anzunehmen, denn bei uns in Deutschland, wo die Gewährung der Rente an die objektiven Zeichen gebunden ist, kommt diese Gesichtsfeldeinschränkung nicht vor, ebenso wenig wie die Herabsetzung der Sehschärfe während der Augenruhe.

6. Der Lichtsinn. In den ersten Aufsätzen über das Augenzittern der Bergleute stößt man öfter auf die Ausdrücke Torpor retinae, hebetudo visus (Dransart, Nieden). Sie sind mit Recht verschwunden. Geblieben sind aber Erörterungen über Hemeralopie, Nachtblindheit. Weekers war der erste, der das Adaptationsvermögen dieser Leute auf ganz exakte Weise untersucht hat. Er kam zu dem Ergebnis, daß es bei einem Teil der Fälle normal ist, bei einem andern sich verzögert, aber normale Höhe erreicht, bei einem weiteren aber tief unter ihr bleibt. Ich habe diese Angaben vor 20 Jahren mittels des Adaptometers von Nagel an 100 Augenzitterern nachgeprüft und bei der Mehrzahl zu niedrige Werte, bei einem Teil aber sehr gute gefunden. Besonders schlecht waren sie bei den Alkoholikern mit Augenzittern. Ich betrachte die Adaptationsstörung nicht als Folge der Grubenarbeit, denn es ist nicht einzusehen, warum die Netzhaut durch lange Einwirkung eines schwachen Lichtes eine Störung erfahren soll, sondern als eine angeborene Eigenschaft, wobei aber dem Alkohol im späteren Leben eine schädliche Wirkung auf die Adaptation zugesprochen werden darf. Man findet nämlich auch bei jugendlichen Bergleuten ohne Augenzittern sehr große Unterschiede. Es gibt auch ältere Bergleute mit mangelhafter Adaptation ohne Augenzittern. Sie ist das Korrelat zu der schlechten Beleuchtung und kann als **eine** Ursache des Augenzitterns angenommen werden, aber nicht als die einzige.

7. Die Photophobie. Daß ein Bergmann, der aus dem Dunkel der Grube ins volle Sonnenlicht tritt, sich lichtscheu benimmt, scheint selbstverständlich. Es fragt sich aber, ob die Photophobie im strengen Sinne zu den Zeichen der Krankheit gehört, wie man aus zahlreichen Aufsätzen entnehmen könnte. Haycraft vergleicht sie mit der Lichtscheu bei Fremdkörpern und Entzündungen der Bindehaut, Hornhaut und Iris und betont, daß sie auch simuliert werden kann. Er scheint also aus dem Lidkrampf auf Lichtscheu zu schließen. Das ist deshalb nicht zulässig, weil die Lidzuckungen auch im Dunkeln vorhanden sind (siehe oben).

8. Der Schwindel. Ein Teil der Bergleute klagt über Schwindel. Manche Autoren legen großes Gewicht auf dieses Zeichen. Roche sagt:

"I have concluded that the most incapacitating symptom and one which accounts for 80 per cent. of all incapacitating cases is vertigo (giddiness). If vertigo did not occur in this syndrom I am convinced that there would be little or no incapacity. I consider that vertigo is the mayor symptom and that most other signs and symptoms are secondary to the same cause which brings about vertigo."

Haycraft meint, der Schwindel sei in weitem Maße auf die Augenzuckungen zurückzuführen, komme aber auch ohne sie vor.

Es ist schwer, zu einem subjektiven Zeichen Stellung zu nehmen, da die Kranken mit "Schwindel" erfahrungsgemäß recht verschiedene Empfindungen bezeichnen. Es steht dem Bergmann frei, die durch das

Augenzittern hervorgerufenen Scheinbewegungen „Schwindel" zu nennen, den wir dann als „optisch" klassifizieren. Stundenlang anhaltende Scheinbewegungen sind natürlich mit schwerer Belästigung verbunden. Es gibt Leute, die im Kino infolge des Flimmerns der Bilder unwohl werden und Erbrechen bekommen, wovon ich einmal Zeuge war. Etwas Derartiges habe ich bei meinen Bergleuten während der oft langen Registrierung des Augenzitterns bisher nicht beobachtet und schließe daraus, daß der „optische Schwindel" sich in mäßigen Grenzen hält[1].

Wie steht es nun mit dem „vestibulären Schwindel"? Um die Diagnose zu sichern, besonders im Anfang und am Ende des Leidens bei der Begutachtung, müssen wir die Leute oft auffordern, sich schnell auf und abzubücken. Die meisten führen diese Bewegungen glatt aus. Einige schwanken dabei und suchen sich an der Wand festzuhalten. Niemals habe ich hierbei die Erscheinungen schweren vestibulären Schwindels beobachtet.

Vor kurzem hatte ich Gelegenheit, einen sonst recht nervenstarken älteren Arzt zu untersuchen, der durch kräftigen Druck in den Gehörgang eine langsame vertikale Verschiebung der Augen nach unten mit Scheinbewegung erzeugen konnte. Wenn er das einige Male hintereinander ausführte, um mir die Bewegung an den Augen zu demonstrieren, trat Blässe, Schweißausbruch und Übelkeit auf. Er mußte aufhören, weil es sonst zum Erbrechen gekommen wäre. Hier handelte es sich um echten, von einem vertikalen Bogengang erzeugten Schwindel. Da ich diese charakteristischen Zeichen der Labyrinthreizung bei den Augenzitterern nie erlebt habe, muß ich annehmen, daß der „Schwindel" bei ihnen keinen hohen Grad erreicht, womit ich seine Existenz nicht leugnen will. Das widerspricht durchaus nicht meiner Auffassung von der Beteiligung des vestibulären Mechanismus an der Erzeugung des Augenzitterns der Bergleute. Die Störung ist eben feinerer Art, hat ihren Sitz in den medullären Kernen und wird von der Peripherie beeinflußt.

Zusammenfassung.

Kehren wir nach dieser Erörterung zum Ausgangspunkt, der Definition dieser Berufskrankheit zurück, so halte ich sie durch ihre drei Kardinalsymptome: Augenzittern, Lidzittern und Kopfzittern von eigenartiger Form für vollständig umschrieben. Da die bisherige Bezeichnung „Augenzittern der Bergleute" nur von einem Zeichen ausgeht, schlage ich, um gleichzeitig auch die Hauptursache anzudeuten, den Ausdruck „Dunkelzittern der Bergleute" vor, betone aber mit allem Nachdruck, daß die Beschwerden der Bergleute in erster Linie vom Augenzittern abhängen, wogegen die beiden anderen Zeichen an Häufigkeit wie an Bedeutung für den Träger ganz zurücktreten.

Es liegt kein stichhaltiger Grund vor, eine Allgemeinkrankheit, Neurosis minorum, anzunehmen, da der größte Teil der Kranken sich abgesehen von den obigen Zeichen gesund fühlt und auch bei langer

---

[1] Auch bei meinen jahrelangen Untersuchungen des optokinetischen Ny. an der Drehtrommel bin ich niemals auf Zeichen von Übelkeit gestoßen. Ich selbst bekomme hierbei aber bald einen „eingenommenen Kopf".

Fortsetzung der Grubenarbeit sonst gesund bleibt. Es ist höchst auffallend, daß die Autoren, die den allgemeinen Charakter dieser Berufskrankheit in den Vordergrund rücken, bisher keine Stellung zu der schon lange bekannten und von mir immer wieder hervorgehobenen Tatsache nehmen, daß kleine Kinder in dunklen Wohnungen und junge Hunde und Katzen bei Dunkelhaft bald nach der Geburt unter den gleichen Zeichen erkranken wie die Bergleute. Besteht hier irgendein Grund, eine Allgemeinerkrankung bzw. eine toxische oder bakterielle (Fergus) Ursache anzunehmen, da genügende Lichtzufuhr ausreicht, um baldige Heilung herbeizuführen?

Daß bei einem Teil der Bergleute infolge des langwierigen, mit großen Beschwerden und wirtschaftlichen Nachteilen verbundenen Leidens Zeichen einer allgemeinen Neurose hinzukommen können, soll nicht bestritten werden. Sie gehören aber primär nicht dazu und fehlen bei einem großen Bruchteil der Fälle vollständig, auch wenn die Grubenarbeit mit Zittern jahrzehntelang fortgesetzt wird.

Daß die Entwicklung der neurotischen Zeichen von Momenten abhängt, die außerhalb der Grubenarbeit liegen, ist durch die Verhältnisse in England sehr wahrscheinlich gemacht. Dort wurde das Leiden 1907 unter der Bezeichnung „Nystagmus" als Folge der Grubenarbeit in die Liste der entschädigungspflichtigen Krankheiten aufgenommen. Seit 1913 gilt folgende Definition:

„The Disease known as Miner's Nystagmus, wether occuring in miners or others, and wether the symptom of oscillation of the eye-balls be present or not."

Diese Definition hat dahin geführt, daß die subjektiven Zeichen in England bei der Begutachtung der Arbeitsfähigkeit ein größeres Gewicht bekommen haben als die objektiven.

Das ergibt sich besonders deutlich aus dem Aufsatz von Evans[1].

Er erwähnt, daß seit 1907, als das Augenzittern der Bergleute in die Liste der entschädigungspflichtigen Krankheiten aufgenommen wurde, die Zahl der angemeldeten Fälle dauernd gestiegen ist. Nach der Definitionsänderung im Jahre 1913 sprang die Invalidität von 0,16 auf 0,26%. In manchen Fällen mit schwer auslösbaren Schwingungen sind die subjektiven Beschwerden quälender als bei den Fällen mit schlimmen Augenzuckungen. Es besteht keine strenge Beziehung zwischen dem Grade der Augenzuckungen und der Schwere der subjektiven Zeichen, wie Schwindel, Kopfschmerzen, Schlaflosigkeit, Lichtscheu, Nachtblindheit, seelische Verstimmung. Diese Zeichen nehmen oft zu, wenn die Augenschwingungen sich vermindern, und sind in den letzten Jahren an Häufigkeit, vielleicht auch an Schwere gewachsen. Von ihnen waren von 1910—1919 nur 5%, von 1919 bis 1924 dagegen 29% der Gutachtenfälle behaftet. Es klagten über Schwindel von 1910—1919 50%, 1919—1924 78%, über Kopfschmerzen von 1910—1919 30%, 1919—1924 70%. Es handelt sich hier um eine Änderung des Typus, wenn nicht um eine neue Krankheit, die als Folge der Definitionsänderung des Jahres 1913, aber nicht als Vermehrung der Simulation zu betrachten ist. Letztere soll vielmehr im gleichen Zeitraum von 8% auf 4% gesunken sein. Weiter kommen noch vor: Amblyopie, Gesichtsfeldeinschränkung, Charakteränderung bis zur Geisteskrankheit und Selbstmordneigung, Zittern des Kopfes und der Glieder, Lidkrampf, Störungen des Herzens und des endokrinen und vasosekretorischen Systems. Diese Zeichen unterscheiden sich nicht von den gleichen bei anderen Berufen, aber der Bergmann wird dadurch arbeitsunfähig, auch wenn die Augen-

---

[1] Evans: Brit. med. J. 3555, S. 341—343 (1929), ref. im Zbl. Ophthalm. Bd. 21, S. 505.

schwingungen fehlen. Darin liegt die Berechtigung der Definitionsänderung des Jahres 1913. E. glaubt, daß die neurotischen Zeichen in erster Linie durch die Augenzuckungen mit ihren Befürchtungen für das Sehen und den Verdienst ausgelöst werden.

Diese Auffassung scheint zur Zeit in England maßgebend zu sein, wenn sie auch nicht von allen Forschern geteilt wird. Lee[1] z. B., der mitteilt, daß die Yorkshire-Bergleute bei der Definition die Berücksichtigung der Augen- und Allgemeinsymptome fordern, bemerkt, daß die zu einer gewöhnlichen Untersuchung ins Sprechzimmer kommenden Leute niemals die bei den Gutachtenfällen gewöhnlich beobachteten Zeichen, wie Lichtscheu mit Lidkrampf, Kopf- und Körperzittern, Pulsbeschleunigung, Kopfschmerzen usw., darbieten.

Das berechtigt zu der Frage: Sind diese neurotischen Zeichen integrierende Bestandteile dieser Berufskrankheit oder Folge der obigen Definition, d. h. simuliert? Über Kopfschmerzen, Schwindel, Schlaflosigkeit usw. kann jeder klagen und mancher wird es tun, wenn er dadurch eine Rente erreichen kann. Wir sind imstande, eine richtige Antwort zu erteilen, wenn wir von den deutschen Verhältnissen ausgehen. Bei uns ist die Berechtigung zum Krankfeiern und zum Rentenbezug an die objektiven Zeichen, und zwar an eine gewisse Stärke des Augenzitterns gebunden. Dabei sind wir gut gefahren. Wir kennen die Neurose in diesem Umfange und in dieser Intensität nicht. Ganz unbekannt ist uns auch die Herabsetzung der Sehschärfe und die Einschränkung des Gesichtsfeldes außerhalb des Nystagmus, die Haycraft genügt, um die Diagnose „Augenzittern der Bergleute" zu sichern und die Entschädigung zu gewähren. Es heißt doch Unmögliches verlangen, wenn man uns zumutet, an eine Störung der optischen Bahn zu glauben, für die kein objektives Zeichen vorliegt, noch im weiteren Verlaufe hervortritt und für die als einzige Begründung die Gesichtsfeldeinengung bei der Rentenuntersuchung und der Hinweis auf eine noch ganz hypothetische Grubenintoxikation angeführt wird.

Mit der englischen Definition hängt auch die lange Dauer der dortigen Invalidität zusammen, die nach Haycraft bisweilen 6, 7, 8 und 10 Jahre beträgt. Bei uns dauert sie in der Regel 2 Jahre, bisweilen 3, selten 4—5 und ganz vereinzelt 6—7 Jahre. Dann ist das Augenzittern verschwunden. Über Kopfschmerzen, Schwindel und Gesichtsfeldstörung kann jemand natürlich bis an sein Lebensende weiter klagen.

Ich schlage deshalb für eine etwaige gesetzliche Regelung vor, bei der Diagnose in erster Linie vom Augenzittern auszugehen, da es für die Kranken das wichtigste Zeichen darstellt und im Gegensatz zum Lid- und Kopfzittern nicht simuliert werden kann. Damit bleiben wir bei der im Ruhrrevier bewährten Praxis. Jeder Augenzitterer ist vom Arzt zu belehren, daß sein Leiden, wenn es auch noch so quälend ist, niemals zu einer Störung der Sehkraft an sich führt und daß es nach Verlassen der Grube immer ausheilt, so daß nach einer gewissen Zeit die Augenzitternrente wegfällt. Damit schieben wir der Entwick-

---

[1] Lee: Trans. ophthalm. Soc. U. Kingd. Bd. 48 (1928), S. 429—440, ref. in Zbl. Ophthalm. Bd. 21, S. 504.

lung der Neurose und Simulationsversuchen einen Riegel vor. Ein soziales Gesetz muß so abgefaßt werden, daß es dem wirklich kranken Arbeiter nützt und den Arbeitgeber nicht in ungerechter Weise belastet.

Wenn man früher Augenzitterer reaktivieren mußte, stieß man kaum auf Schwierigkeiten, da sie immer zu ihrer früheren Grubenarbeit zurückkehren konnten. In der jetzigen Depression der Wirtschaft gelingt es den in höherem Alter stehenden Augenzitterern nur selten, wieder Arbeit unter Tage zu finden. Kein Wunder, wenn sie sich gegen die Reaktivierung mitunter heftig sträuben. Mein Fall 1382, 51 Jahre alt, der im Oktober 1925 invalidisiert worden war, brachte im Juni 1931 noch die lebhaftesten Klagen über Sehstörung, Schwindel und Kopfschmerzen besonders im Keller vor. Ich konnte nach längerem Dunkelaufenthalt zunächst kein Augenzittern mehr finden und erklärte ihm, daß ich ihn jetzt reaktivieren müsse. Er wehrte sich dagegen mit der lebhaftesten Beteuerung, daß sein Augenzittern noch nicht geheilt sei. Als er nun den Kopf mit der größten Vehemenz auf und ab schleuderte, trat tatsächlich noch ein heftiger Anfall auf, weshalb ich mich für Weitergewährung der Rente aussprach. Im September äußerte er genau die gleichen Klagen, aber es glückte ihm nicht mehr, mir das Augenzittern zu zeigen, worauf die Reaktivierung erfolgen mußte. Wenn dieser Mann, der keine Aussicht auf die nach 25 Dienstjahren übliche Altersrente hatte, die Augenzitternrente lediglich auf seine Klagen weiterbeziehen könnte, so würde er sie bis an seinen Tod verlangen. Eine unsachgemäße Fassung des Gesetzes ist also imstande, ein heilbares Leiden in ein unheilbares zu verwandeln und damit der Allgemeinheit schweren Schaden zuzufügen.

Die Häufigkeit des Augenzitterns.

Bevor man eine Krankheit unter ein besonderes Gesetz stellt, soll man sich ein richtiges Bild von ihrer Verbreitung machen. Schon Nieden hat betont, daß sie nur durch Untersuchung der Bergleute „in loco vor, bei und nach der Arbeit" festgestellt werden könnte. Dieser selbstverständliche Grundsatz ist später nicht immer befolgt worden. Man hat aus den Statistiken der Krankfeiernden und Invalidisierten in Deutschland sowohl wie in England ganz unberechtigte Schlüsse gezogen sowohl dahin, daß der Nystagmus der Bergleute in Abnahme, wie in Zunahme begriffen sei. Interessant ist auch die Erinnerung an eine Erörterung in der belgischen Société d'Ophthalmologie im Jahre 1908. Als dort eine staatliche Untersuchung des Augenzitterns eingeleitet worden war, sagte Rutten-Lüttich, systematische Untersuchungen aller Bergleute, das einzige Mittel, die Ausbreitung der Krankheit festzustellen, seien in Belgien nicht zugelassen.

Nuel-Lüttich, der den Nystagmus der Bergleute für das Prototyp der Berufskrankheiten erklärte, bemerkte in der gleichen Sitzung, er habe zahlreiche Ärzte vor der Kommission sagen hören, es gebe in Belgien fast keinen Nystagmus, und er halte es für seine Pflicht, diese

Ansicht zu bekämpfen, denn er sehe in seiner Klinik jedes Jahr 30 und mehr Fälle, darunter ein Dutzend schwere.

Nieden fand auf 17 Gruben unter 11145 Mann vor der Schicht 3,1%, nach ihr 4,1% der Leute mit Augenzittern behaftet. Unter seinen Sprechstundenkranken litten 1180 = 7% daran. Aus beiden Zahlen berechnete er das Vorkommen auf 5,7% und erwähnte, daß Höderath in Saarbrücken 5%, Zeschke in Chemnitz 2,25% beobachtet habe.

Romiée-Lüttich fand 20%, unter den Hauern sogar bis zu 65% und schätzte die Zahl der Augenzitterer in Belgien auf 17000. Nach Dransart schwankte die Zahl der leichten Fälle in verschiedenen Gruben zwischen 5 und 30%, woraus sich für das Norddepartement etwa 3000 leichte Fälle ergaben. Court-Stavely nahm 34%, Llewellyn-Nottigham 25% an.

Ich habe in meiner Sprechstunde von 1908—1911 bereits 504 Fälle gesammelt = 3,3% der Bergleute meines Reviers und daraus die Zahl der Augenzitterer im Ruhrrevier auf mindestens 11500 berechnet[1]. Ich fügte aber gleich hinzu, daß sie wahrscheinlich viel größer sei. Von 1908—1930 kamen 2061 Fälle zu meiner Kenntnis. Mein Revier umfaßte damals wie heute ungefähr 15000 Mann. Gemäß einer Mitteilung unseres Gesundheitsamtes (Leiter Dr. Langendörfer) soll die Sterblichkeitsquote im Alter von 16—50 Jahren für die Zeit von 1908 bis 1930 etwa 19% betragen. Es kämen also auf etwa 18000 Bergleute in meinem Revier etwa 2000 Augenzitterer = 11%. Das ergäbe im Ruhrrevier bei einer Belegschaft von 345000 Mann etwa 38000 Augenzitterer, vorausgesetzt, daß anderswo die gleichen Arbeitsbedingungen vorliegen wie in Bottrop.

Bartels, der „vor Ort" untersuchte, stellte 1930 auf der Zeche Minister Stein 5,2%, auf Langenbrahm 10,7% fest und berechnet daraus die Erkrankungsziffer im Ruhrrevier auf 21000 bzw. 42000 Mann.

Man sieht, daß wir auf zwei ganz verschiedenen Wegen — der eine durch 23jährige Sammlung in der Praxis, der andere durch Grubenbefahrung — zu dem gleichen Ergebnis (11%) gekommen sind.

Der Einfluß des Augenzitterns auf die Arbeitsfähigkeit.

Manche Bergleute feiern krank und lassen sich invalidisieren, obgleich ihr Zittern mäßigen Grades ist, und andere setzen mit starkem Zittern die Grubenarbeit jahrzehntelang fort. Diese Tatsache, die allen Knappschaftsärzten an zahlreichen Beispielen bekannt ist, erscheint auch jetzt noch vielen als unlösbares Rätsel, und manche schließen daraus, daß diese Krankheit die Fähigkeit zur Grubenarbeit nicht wesentlich beeinträchtigt. Um zu einem richtigen Urteil zu gelangen, wollen wir ausgehen von den Aussagen der Kranken, den Statistiken der Kassen und ärztlichen Beobachtungen.

---

[1] Siehe Ohm: Augenzittern der Bergleute 1912, S. 4.

1. Die Aussagen der Kranken. Es kommt nicht selten vor, daß der Augenzitterer sich zu verschiedenen Zeiten bezüglich seiner Beschwerden und seiner Arbeitsfähigkeit in ganz entgegengesetztem Sinne äußert, obgleich der Befund konstant geblieben ist. Als Anfänger wird man dadurch verwirrt und lernt erst im Laufe der Jahre die Aussagen richtig zu würdigen und die scheinbaren Widersprüche aufzuklären. Ich habe seit langem zahlreiche Leute veranlaßt, zu Hause ihre Auffassung des Leidens und der Arbeitsfähigkeit aufzuschreiben, und Auszüge aus diesen Berichten in Graefe's Arch. Nr. 124, S. 674 veröffentlicht. Gestützt hierauf muß ich betonen, daß die Bergleute ihr Leiden, wenn es eine gewisse Schwere erreicht hat, durchaus ernst nehmen, es als Plage und Behinderung nicht nur bei der Arbeit, sondern auch beim Marsch nach Hause in der Dunkelheit empfinden.

In der englischen Literatur stößt man öfter auf die Behauptung, daß viele Augenzitterer von ihrem Leiden keine Ahnung hätten und erst vom Arzt erführen, daß sie krank seien. Evans, der eine Erkrankungsziffer von 25% annimmt, meint, daß 99% von ihrem Leiden nichts wüßten. Ich kann dieser Auffassung nicht zustimmen. Von den ganz leichten Fällen abgesehen, ist das Augenzittern kein latentes Leiden wie etwa das Glaucoma simplex im Beginn. Es macht sich durch Sehstörung und Scheinbewegungen bemerkbar. Tritt es bei einer während der Arbeit erforderlichen Blickrichtung und Kopfhaltung auf, so muß es auch dem Kranken zum Bewußtsein kommen. Man bringe Augen und Kopf in eine Stellung, die objektiv mit Augenzittern verbunden ist, und frage den Kranken, ob er etwas spürt. Er wird die Frage immer bejahen.

Hier ist auch eine Bemerkung am Platze über die Umstände, die zur ärztlichen Feststellung des Augenzitterns führen. Wer wie ich viele Jahre am gleichen Ort praktiziert, lernt einen großen Teil der Belegschaft infolge von Entzündungen, Verletzungen oder Brillenbestimmung, die fast alle älteren Bergleute zum Augenarzt führt, kennen. Entdecke ich dabei Augenzittern, so spreche ich von „Nebenbefund" im Gegensatz zum „Hauptbefund", wenn die Leute allein des Augenzitterns wegen kommen. Ich habe daraufhin je 200 Fälle vom Anfang und Ende meiner Praxis, bei denen das Zittern zur erstmaligen Beobachtung gelangte, geprüft, und es ergab sich:

	von 1908—1911	1928—1930
Augenzittern als Hauptbefund bei	91%	97%
Augenzittern als Nebenbefund bei	9%	3%

Es gibt zwar Leute, die das Augenzittern zum Vorwand nehmen, um zu feiern, z. B. bei Streikgefahr, Streit mit einem Vorgesetzten, Verdruß über eine nicht zusagende Arbeit oder infolge besonderer Familienverhältnisse, Trunksucht, Faulenzerei; aber das sind Ausnahmen. Die überwiegende Mehrzahl der Leute sucht jetzt den Arzt auf, weil sie sich krank fühlt und Hilfe erstrebt.

Es war nicht immer so. Nuel erwähnte 1908, daß $^2/_3$ der Kohlenarbeiter, die ihn wegen anderer Augenstörungen in Anspruch nahmen, an Nystagmus litten, Pohl fand 20% seiner Kranken mit Nystagmus behaftet. Wenn er damals in Belgien so häufig als Nebenbefund beobachtet wurde, so lag das wahrscheinlich an der unzureichenden sozialen Gesetzgebung, denn Nuel fügte hinzu, daß viele Augenzitterer ihre Krankheit verheimlichen, um nicht ihre Arbeit aufgeben zu müssen, und daß sie darin fortfahren, bis sie zu jeder Arbeit unfähig sind[1].

Wichtig ist auch das Alter, in dem die Augenzitterer beim Arzt erscheinen. In Tabelle 1 sind die oben erwähnten 200 Fälle daraufhin bearbeitet. Bis zum 25.Jahre kamen in beiden Perioden fast gleich viele (6,5 bzw. 7%); bis zum 30. Jahre aber früher erst 22%, jetzt schon 35,5%; bis zum 35. Jahre sind in beiden Perioden 49 bzw. 50% beim Arzt gewesen. Nach dem 50. Jahre ist die Ausbeute an erstmaligen Fällen sehr klein geworden, in der letzten Zeit aber größer als früher. Hier handelt es sich vielfach um Leute, die in ihren jungen Jahren nicht in die Pensionskasse aufgenommen sind und deshalb jetzt länger arbeiten müssen. Jenseits des 60. Jahres sind Erstlingsfälle sehr selten. Auch diese Statistik spricht dafür, daß die Leute sich ihres Leidens durchaus bewußt sind.

Tabelle 1.

Alter	1908—1910 200 Fälle %		1928—1930 200 Fälle %		Alter	1908—1910 200 Fälle %		1928—1930 200 Fälle %	
21	1		—		41	4		2,5	
22	—		1		42	2		4,5	
23	1,5	6,5	0,5	7,0	43	4,5	17,5	2,5	15,0
24	2		3		44	4		4	
25	2		2,5		45	3		1,5	
26	1		7		46	2,5		3	
27	3		5,5		47	0,5		1,5	
28	2,5	15,5	4	28,5	48	1,5	10,0	1,5	10,0
29	4		4,5		49	3,5		2	
30	5		7,5		50	2		2	
31	4,5		5		51	1,5		1	
32	5		2,5		52	1,5		4,5	
33	7	27,0	1	14,5	53	—	3,0	1	9,0
34	6		2,5		54	—		1	
35	4,5		3,5		55	—		1,5	
36	2,5		4,5		58	—		0,5	
37	3,5		3		59	—	0,5	0,5	3,0
38	3,5	18,5	1,5	12,0	60	0,5		2	
39	5		1,5		61	—	0,5	0,5	1,0
40	4		1,5		62	0,5		0,5	
					66	0,5		0,5	
					72	0,5		0,5	

2. Die Statistik der Krankenkassen. Das mir von der Ruhrknappschaft und Knappschaftsberufsgenossenschaft in Bochum gelieferte Zahlenmaterial weicht in der Belegschaftsziffer in manchen Jahren erheblich voneinander ab. Ich habe die aus der letzteren Quelle empfangenen Zahlen gemäß ihrem Schlüssel auf die Untertagearbeiter umgerechnet, weil sie allein hier in Betracht kommen und weil nur so ein Vergleich mit England möglich ist (Tabelle 2, Spalte 2). Die Jahres-

---

[1] Nuel u. Pohl: Soc. belge d'Ophtalm. 1908.

Tabelle 2. Deutschland (Ruhrrevier).

1	2	3	4	5	6	7	8	9	10	11	12	13	14
Jahr	Zahl der Untertagearbeiter mal 1000	Förderung in t pro Mann und Jahr	Förderungsdurchschnitt von 1908—1930 pro Jahr 320 t	Zahl der wegen Augenzitterns Krankfeiernden		Zahl der wegen Augenzitterns Invalidisierten		Zahl der von mir beobachteten frischen Fälle von Augenzittern			Barverdienst in Gruppe 1		Krankengeld in höchster Stufe RM
				überhaupt	auf 1000 Untertagearbeiter	überhaupt	auf 1000 Untertagearbeiter	überhaupt	Jahresanteil in %	Jahresdurchschnitt = 4,5%	ohne Versicherungsbeiträgen RM	mit Versicherungsbeiträgen RM	RM
1908	256	323	+ 3	947	3,7	406	1,6	100 (2.Halbjahr)	—	—	5,86	—	2,50
1909	262	316	— 4	1459	5,6	757	2,9	162	8,3	+ 3,8	5,33	—	—
1910	266	327	+ 7	1421	5,3	824	3,1	154	7,8	+ 3,3	5,37	—	—
1911	271	337	+ 17	1356	5,0	797	2,9	134	6,8	+ 2,3	5,55	5,80	—
1912	283	354	+ 34	1796	6,3	649	2,3	78	4	— 0,5	6,02	6,30	—
1913	309	358	+ 38	825	2,7	195	0,6	62	3,2	— 1,3	6,47	6,74	—
1914	287	330	+ 10	1391	4,9	277	0,97	126	6,4	+ 1,9	6,17	6,48	3
1915	210	399	+ 79	440	2,1	220	1,0	68	3,5	— 1	—	—	—
1916	220	414	+ 94	376	1,7	130	0,6	71	3,6	— 0,9	—	—	—
1917	241	395	+ 75	371	1,5	117	0,5	81	4,1	— 0,4	—	—	3,60
1918	242	376	+ 56	717	3,0	253	1,0	130	6,6	+ 2,1	—	—	4,80
1919	269	252	— 68	451	1,7	294	1,1	40	2	— 2,5	—	—	—
1920	337	252	— 68	156	0,5	56	0,17	32	1,6	— 2,9	—	—	—
1921	411	221	— 99	72	0,18	39	0,1	14	0,6	— 3,9	—	—	—
1922	417	224	— 96	31	0,07	56	0,13	29	1,4	— 3,1	—	—	—
1923	408	98	— 222	30	0,07	18	0,04	13	0,5	— 3,9	—	—	—
1924	360	252	— 68	483	1,3	234	0,65	22	1,0	— 3,5	—	6,97	4,58
1925	343	293	— 27	1124	3,3	813	2,3	75	3,8	— 0,7	—	7,98	—
1926	303	356	+ 36	1750	5,8	929	3,1	116	5,9	+ 1,4	—	8,62	4,40
1927	324	350	+ 30	1973	6,0	1357	4,2	193	9,8	+ 5,3	—	9,19	—
1928	305	360	+ 40	2194	7,2	1617	5,3	140	7,1	+ 2,6	—	9,73	5,00
1929	300	395	+ 75	1846	6,1	1306	4,3	97	4,9	+ 0,4	—	10,08	—
1930	266	384	+ 64	1517	5,7	1046	3,9	124	6,3	+ 1,8	—	10,19	—
				22 726		12 390		2061					

schwankungen des Augenzitterns sind ganz beträchtlich und bedürfen einer Erklärung, die später gegeben wird. Hier soll nur gezeigt werden, daß die Gesamtzahl der Feiernden von 1908—1930 22726 betragen hat (Spalte 5). Ihre absolute Zahl muß aber niedriger angesetzt werden, weil manche Leute darin 2—3—4mal enthalten sind. Leider kennen wir die Gesamtzahl der Augenzitterer nicht. Wahrscheinlich ist sie zweimal so groß als die Zahl der Krankfeiernden, vielleicht noch etwas größer. Auf keinen Fall spricht aber diese Statistik zugunsten der Ansicht von Evans, daß 99% der Augenzitterer von ihrem Leiden nichts wissen, weil sonst jeder Bergmann Augenzittern haben müßte, was sicher nicht der Fall ist.

Von 1908—1930 sind 12390 Leute = $^6/_{11}$ der Krankfeiernden wegen Augenzitterns invalidisiert worden (Spalte 7). 1922 überstieg die Zahl der Invalidisierten sogar die der Krankfeiernden. Es kommt bisweilen vor, daß jemand sich ohne krankzufeiern sofort invalidisieren läßt, um sobald wie möglich in den Genuß der Rente zu kommen und zur Tagesarbeit überzugehen, weil dann sein wirtschaftlicher Verlust am geringsten ist. Die meisten Augenzitterer haben aber das Bedürfnis, sich längere Zeit auszuruhen. Eine Zeitlang, auch 1922, hat die Ruhrknappschaft den Augenzitterern die Rente gewährt, ohne daß sie die Grube verlassen mußten. Sie standen sich dann besser als die anderen Bergleute.

Die Ruhrknappschaft hat die wegen Augenzitterns Invalidisierten zum erstenmal 1902 statistisch erfaßt. Ihre Zahl betrug damals 370. Die Gesamtzahl war am

1. Jan. 1929 5950   1. Jan. 1930 5980   1. Jan. 1931 6043.

Sie ist also etwa 4—6 mal größer als die der jährlichen Invalidisierungen. Die Dauer der Invalidität beträgt nach Verlassen der Grube im Durchschnitt etwa 2, nicht selten auch 3 Jahre. Es sind mir einige Leute bekannt, die nach $4^1/_2$, 5, $5^1/_2$ und 6 Jahren noch berufsunfähig waren. Bei Fall 357 habe ich nach 6 Jahren und 7 Monaten geringes, aber keine Arbeitsunfähigkeit mehr verursachendes Zittern gefunden. Er war auch kurzsichtig (R — 20 = 4/36; L — 6 = 4/7). Das ist wohl die längste Dauer, die ich beobachtet habe. Wenn das Augenzittern auch in jedem Fall in Heilung übergeht, so können doch bisweilen viele Jahre vergehen, bis sie erreicht ist. Bei der überwiegenden Mehrzahl der Fälle bedeutet es aber nach 2 Jahren keine wesentliche Belästigung mehr. Kehren sie dann in die Grube zurück, so tritt nach einiger Zeit meistens ein Rückfall ein.

Die von mir beobachteten frischen Augenzitternfälle sind in Tabelle 2 Spalte 9 eingesetzt. Auch ihre Zahl sowie der prozentuale Anteil schwankt in den vergangenen 23 Jahren beträchtlich (Spalte 10 und 11), aber nicht in gleichem Maße wie die Gesamtziffer (Spalte 5). Hohe Werte kommen vor von 1908—1911, 1914, 1918 und von 1926—1930. Ich komme darauf später noch zurück.

Die **englischen** Verhältnisse sind in Tabelle 3 dargestellt, die dem Aufsatz von Roche[1] entnommen ist. Spalte 4 ist von mir hinzugefügt,

---

[1] Roche: Brit. J. Ophthalm. 1931, S. 216 u. 217.

Tabelle 3. England.

1	2	3	4	5	6	7	8
			Nystagmus				
Jahr	Zahl der Untertage- arbeiter mal 1000	Förderung in t pro Mann und Jahr	Durch- schnitt in t 298	Frische Fälle		Gesamt- zahl	Schicht- dauer
				Zahl	pro Tausend		Stunden
1908	783	334	+ 36	386	0,5	460	8
1909	805	328	+ 30	631	0,8	1011	8
1910	834	317	+ 19	956	1,1	1618	8
1911	849	320	+ 22	1375	1,6	2519	8
1912	865	301	+ 3	1376	1,6	3195	8
1913	895	321	+ 23	2402	2,5	4551	8
1914	835	318	+ 20	2409	2,8	5993	8
1915	743	341	+ 43	1780	2,4	?	8
1916	782	328	+ 30	1626	2,0	?	8
1917	799	311	+ 13	1461	1,8	?	8
1918	783	291	− 7	1917	2,4	?	8
1919	933	246	− 52	2718	2,9	6449	7
1920	978	235	− 63	2865	2,9	7028	7
1921	908	180	− 118	1913	2,1	6717	7
1922	921	271	− 27	4092	4,4	9155	7
1923	966	286	− 12	3872	4,0	11 142	7
1924	966	276	− 22	3271	3,4	10 906	7
1925	878	277	− 21	3444	3,9	11 334	7
1926	?	?	?	1771	?	10 041	$7^1/_2$
1927	814	309	+ 11	1801	2,2	9734	$7^1/_2$
1928	745	319	+ 21	2554	3,4	9818	$7^1/_2$
1929	762	338	+ 40	2577	3,4	9838	$7^1/_2$
				47 197			

Spalte 6 auf Tausend umgerechnet, um den Vergleich mit Spalte 6
der 2. Tabelle zu erleichtern. Spalte 5 enthält die frischen Rentenfälle,
ist also mit Spalte 7 der 2. Tabelle zu vergleichen. Sie erstreckt sich
auf 47 197 Mann. Vielleicht sind darin manche Leute mit rückfälligem
Augenzittern mehrmals enthalten. Der Bruchteil der Rentenbezieher
an der Zahl der Untertagearbeiter war in Deutschland von 1908—1912
erheblich höher als in England. Von 1913 tritt eine Umkehrung des
Verhältnisses ein, die bis 1925 anhält. Dafür ist wahrscheinlich die
Änderung der englischen Definition zum Teil verantwortlich zu machen.
Daß aber auch noch andere Gründe mitspielen, wird später gezeigt. Von
1927 überwiegen die deutschen Zahlen, wenn auch nicht erheblich.

Spalte 7 zeigt die Gesamtzahl der Rentenbezieher in den einzelnen
Jahren. Ich kann ihr auf deutscher Seite nur die Jahre 1929—1930
gegenüberstellen (siehe S. 27). Die deutschen Ziffern sind unter Berücksichtigung der Zahl der Untertagearbeiter relativ höher als die englischen.

Es war mir nicht möglich, aus der englischen Literatur festzustellen,
wie lange die invalidisierten Augenzitterer in England im Durchschnitt
ihre Rente behalten. Aus einem Aufsatz von Haycraft[1] geht aber
hervor, daß sich unter 25 alten Fällen 3 befanden, die sie 6 Jahre,

[1] Haycraft: Brit. J. Ophthalm. 1930, S. 523.

1, der sie 7, 3, die sie 8 und 1, der sie 10 Jahre bezogen hat. Das hängt zweifellos mit der englischen Definition und der Begutachtungspraxis, die sich auch auf die subjektiven Angaben stützt, zusammen. In Deutschland ist ein so langer Rentenbezug bei richtiger Anwendung der Bestimmungen nicht zulässig.

3. Die ärztlichen Beobachtungen. Wenn man die Arbeitsunfähigkeit beurteilen soll, sei es daß sie vom Untersuchten verneint wird, um sich Krankengeld oder Rente zu verschaffen, oder sei es, daß sie behauptet wird, um in einen gewünschten Beruf zu kommen, so muß man in erster Linie vom objektiven Befund ausgehen.

Es handelt sich also zunächst um die richtige Diagnose. Bisweilen erscheint jemand mit Klagen, die auf Augenzittern hindeuten, ohne daß der Arzt bei sorgfältiger Prüfung. etwas findet. Hier liegt, wenn die Klagen stimmen, Augenzittern im Beginn vor. Es ist klar, daß dieses Leiden sich zuerst zeigen muß, wenn der Bergmann den ursächlichen Faktoren während der Arbeit mehrere Stunden ausgesetzt war. Nieden fand bereits, daß unter den aus der Grube Zurückkehrenden 4,1%. unter den Hingehenden aber nur 3,1% an Nystagmus litten. Bartels untersuchte 57 Leute, bei denen Augenzittern unter Tage ermittelt war. in der Klinik nach und konnte es nur bei 87% wiederfinden. Es war also bei 13% latent. Meines Erachtens ist es bei Anwendung aller Manipulationen, die Augenzittern hervorrufen, wahrscheinlich möglich, den Prozentsatz der latenten Fälle noch etwas zu vermindern: aber einige werden dem Arzt auch dann verborgen bleiben. Man tut ihnen aber kein Unrecht, wenn man sie auf die Klagen allein nicht für arbeitsunfähig erklärt, da ein erheblicher Grad von Augenzittern noch nicht vorliegt. Sie werden dann weiter arbeiten und eines Tages mit manifestem Augenzittern wiederkommen.

Besteht aber Augenzittern, so muß es zunächst von anderen Arten von Nystagmus als „beruflich" abgegrenzt werden. Die Differentialdiagnose ist bei den heutigen Hilfsmitteln in allen Fällen möglich, aber nur für den erfahrenen Augenarzt, der mit dem Problem aus jahrelangem Umgang vollständig vertraut ist. Verwechslungen mit angeborenem und willkürlichem Augenzittern sind vorgekommen. Ich kenne Leute. die jahrelang die Augenzitternrente auf Grund falscher Diagnose bezogen haben. Näher kann ich auf diese Frage hier nicht eingehen und verweise auf meine Sonderschriften.

Ist die Diagnose gesichert, so hängt die Beurteilung der Arbeitsfähigkeit einmal von den Haupteigenschaften des Augenzitterns: Bahn, Amplitude, Frequenz und Schwingungsablauf ab, die einer exakten Feststellung zugänglich sind. An Hand dieses Befundes hat sich dann der Gutachter ein Urteil über den Sehakt des Augenzitterers zu bilden. Hier ist der Punkt, an dem sich alle Augenärzte, die sich dazu in der Kommission und den letzten Sitzungen geäußert haben, für inkompetent erklären. Das liegt meines Erachtens lediglich an der Neuheit der Fragestellung. Wie Abb. 9 lehrt, ist das Verhältnis zwischen den Haupteigenschaften des Augenzitterns und der Sehschärfe so streng, daß wir letztere mindestens ebensogut objektiv abschätzen können wie bei anderen Augenleiden, die wir zu begutachten haben.

Mit der Bestimmung der Sehschärfe allein kommt man aber hier nicht aus, wie bei den statischen Krankheiten. Denn hier handelt es sich um ein dynamisches Leiden, das nur unter gewissen Bedingungen auftritt. Ihre Feststellung ist die zweite Aufgabe der Begutachtung. Es kommt also darauf an, ob das Zittern dauernd vorhanden ist oder nur periodisch, ob im Tageslicht oder nur bei herabgesetzter Beleuchtung, ob bei allen oder nur gewissen Blickrichtungen, ob bei ruhiger aufrechter Haltung oder nur in gebückter bzw. nach Bewegungen des Körpers.

Diese Faktoren bilden in Verbindung mit der Sehschärfe während des Zitterns die Grundlage für die Beurteilung der Arbeitsfähigkeit.

Es fragt sich nun, welche Sehschärfe für die Grubenarbeit erforderlich ist. Jeder Augenarzt weiß, daß zahlreiche Bergleute mit sehr niedriger Sehschärfe (Hornhauttrübungen, hohen Brechungsfehlern, Netzhaut- und Sehnervenleiden, Einäugigkeit) jahrzehntelang Grubenarbeit verrichten. Es wäre aber verfehlt, damit beweisen zu wollen, daß sie nur geringe Ansprüche an die Augen stellt. Wir haben bisher halbe Sehschärfe ohne Glas bei anzulegenden Arbeitern gefordert und tun gut, dabei zu bleiben. Wer sie nicht besitzt, kann die schwierige und gefahrvolle Tätigkeit unter Tage nicht in exakter Weise ausüben.

Halten wir an der Forderung halber Sehschärfe fest, so ist leicht nachzuweisen, daß die meisten Augenzitterer während der Arbeit diese Sehschärfe nicht besitzen, ja daß viele noch erheblich weniger haben, manche nur 1/12—1/20. Es ist klar, daß sie damit den Anforderungen ihres Berufes nicht gewachsen sind. Das geben viele Augenzitterer auch offen zu. Ich kenne auch Wettermänner mit Augenzittern und habe mich immer gewundert, daß die Behörde von ihnen nicht den Nachweis guter Sehschärfe und des Freiseins von Augenzittern verlangt, denn sie können die Wetterkontrolle nicht einwandfrei ausüben. Ob jemals ein Grubenunglück dadurch entstanden ist, entzieht sich meiner Kenntnis; aber ein solcher Posten ist viel zu wichtig, als daß man ihn ungeeigneten Personen anvertrauen sollte.

Erklärung der Unstimmigkeiten.

Wie kommt es nun, daß so viele Leute mit starkem Augenzittern jahrelang unter Tage bleiben? Die Auffassung, daß sie über gute Sehschärfe verfügen und frei von Belästigung durch Scheinbewegungen sind, ist durchaus irrig. Man sollte endlich zugeben, daß sie trotz schlechter Sehschärfe und großer subjektiver Beschwerden weiter arbeiten. Das Verhalten eines jeden Kranken, auch des Augenzitterers, wird durch drei Faktoren bestimmt: Die Krankheit, die zu leistende Arbeit und die wirtschaftliche Lage. Wir sehen fast alle Tage, daß letztere den Ausschlag gibt. Wer von Augenzittern befallen wird, steht meistens im besten Mannesalter und muß für seine Familie sorgen. Er weiß, daß er zwecks Heilung $1/_2$ Jahr feiern und dann mehrere Jahre Invalide bleiben muß. Bezüglich der wirtschaftlichen Folgen vergleiche man Tabelle 1 in Graefes Arch. Nr. 124, S. 679. Das Krankengeld ist erheblich niedriger als der Lohn. Der Verlust lag bei diesen Leuten während eines halben Jahres zwischen 114 und 654 RM. (Spalte 3—5). Die dann einsetzende Invalidenrente steht dem Arbeitseinkommen immer erheblich nach, und zwar um so mehr, je jünger der Mann ist. Im mittleren Lebensalter kann niemand damit auskommen, der eine Familie zu ernähren hat. Gelang es nun dem Invaliden, auf der Zeche Arbeit über Tage zu finden, was in den früheren wirtschaftlich guten Zeiten immer möglich war, so war sein Einkommen in höherem Alter bisweilen höher als zur Zeit der Grubenarbeit (Spalte 6—7). Dafür mußte er aber 2 Stunden länger arbeiten, was kein Bergmann gern tut. Steht er aber noch in jüngeren Jahren oder bekommt er keine Arbeit über Tage, was heute bei der Einschrumpfung der Wirtschaft die Regel ist, so hat er eine beträchtliche Einbuße an Einkommen zu beklagen.

Zur Zeit wagt es auch mancher nicht, einige Monate krank zu feiern, um sich etwas auszuruhen, weil ihm die Kündigung dann so gut wie sicher ist.

Wenn man diese Umstände erwägt, so wird man es begreiflich finden, daß die Augenzitterer oft genug durch ihre wirtschaftlichen Verhältnisse gezwungen werden, unter Tage zu bleiben. Es entwickelt sich dann nicht selten das Krankheitsbild hochgradigen, alle Blickrichtungen ergreifenden, ununterbrochenen Augenzitterns, das auf den empfänglichen Beobachter einen starken Eindruck macht, den Nieden S. 13 beschrieben hat.

Wer hier die Erklärung in der „Angewöhnung" oder im Fehlen der „Scheinbewegungen" sucht, tut den Kranken bitteres Unrecht. Sie ist einzig und allein in der dira necessitas zu finden.

Ich kann hier nicht umhin, den Mann mit schwerem Augenzittern, der ohne zu klagen, ohne Aussicht auf Besserung bzw. bei Gefahr der Verschlimmerung, mit unzulänglichen Kräften vor der Kohle bleibt, als Helden und Märtyrer der Arbeit zu erklären, der den Lorbeerkranz viel eher verdient hätte als mancher heutige Sportsmann.

Ich befinde mich hier in Übereinstimmung mit guten Kennern des Augenzitterns, z. B. den Lütticher Augenärzten Rutten und Nuel, die sich auch zu Anwälten der Augenzitterer gemacht haben, als 1908 diese Angelegenheit von einer staatlichen Kommission untersucht wurde. Ihre Äußerungen in der belgischen ophthalmologischen Gesellschaft sind auch heute noch so aktuell, daß sie erwähnt zu werden verdienen. Rutten zeigte den Augenärzten zwei Fälle von Augenzittern, die ihre Grubenarbeit aufgegeben hatten und fügt hinzu, man habe ihm die Erlaubnis verweigert, sie der staatlichen Kommission vorzuführen. Es scheine, daß man in Belgien von Augenzittern nichts hören wolle. Es gebe dort im Gegensatz zu Deutschland und England seit 30 Jahren trotz hoher Erkrankungsziffer keinen Hauer, der wegen Augenzitterns pensioniert sei. Ärzte aus Kohlenrevieren hätten ausgesagt, daß der Nystagmus fehle oder selten sei. Rutten erklärt dann die Arbeiter für bessere Beobachter als die Ärzte, hält aber die schweren Fälle mit Arbeitsunfähigkeit unter Tage nicht für zahlreich.

Nuel, damals Direktor der Universitätsaugenklinik, nannte das Augenzittern das Prototyp der Berufskrankheiten und bezeichnete es als seine Pflicht, die irrige Auffassung zu bekämpfen, die im Augenzittern eine „quantité négligéable", sowohl in bezug auf Häufigkeit wie Verschuldung von Arbeitsunfähigkiet erblicke. Er sah bei ziemlich vielen Fällen eine Herabsetzung der Sehschärfe auf 1/6, 1/12 und weniger, auch bei alten Augenzitterern und betonte die Wichtigkeit dieses Befundes in Verbindung mit der Blickrichtung, die das Augenzittern auslöst. Er war weit davon entfernt, jeden Ny.fall für gleich arbeitsunfähig zu halten und nahm in vielen Fällen partielle, ausnahmsweise auch totale Arbeitsunfähigkeit an. Er hielt es nicht für belanglos, wenn der Augenzitterer, um geheilt zu werden, eine weniger bezahlte Arbeit über Tage annehmen müsse, zumal die Heilung 6 Monate, in schlimmen Fällen Jahre erfordere, bisweilen sogar nicht eintrete[1]. Die Mehrzahl der Ny.fälle verheimliche ihre Krankheit, um nicht die Arbeit aufgeben zu müssen, wodurch ihr Verdienst vermindert würde. Sie setzten gewöhnlich ihre Arbeit vor der Kohle so lange fort, bis sie gänzlich arbeitsunfähig seien.

Auch Pohl betonte im Anschluß daran, daß der Kranke die Arbeit in der Grube nur widerwillig aufgebe, und Leplat bemerkte, daß er 1907 von 3200 Grubenarbeitern nur einmal wegen Nystagmus konsultiert sei. Er habe Bergleute mit Augenzittern als Nebenbefund gesehen, ohne daß sie sich beklagt hätten. Er fügte hinzu: Die Arbeiter wissen, daß wir sie zwecks Heilung zur Tagesarbeit anhalten, was ihren Lohn auf die Hälfte herabsetzt. Deshalb melden sie sich nur in extremen Fällen beim Arzt. Darf man nach solchen Erfahrungen noch die Bedeutung der wirtschaftlichen Lage für das Verhalten der Augenzitterer bezweifeln? In Belgien scheint 1908 jegliche Fürsorge gefehlt zu haben, so daß sich kein Augenzitterer pensionieren lassen konnte, während im Bereich der Ruhrknappschaft schon 406 Leute eine Rente bezogen (siehe Tabelle 2, Spalte 7).

Daß heute alle Augenzitterer nach der Kündigung einen Krankenschein nehmen und sich invalidisieren lassen, ist ebenso begreiflich, wie das Benehmen derjenigen, die trotz Augenzitterns weiter arbeiten, so lange sie noch Arbeit haben. Die wirkliche Einstellung der Augenzitterer zu ihrem Leiden wird erst offenbar werden, wenn sie durch eine gerechte Entschädigung in die Lage versetzt werden, durch Verlassen der Grube Heilung zu finden.

Auch Roche betont den Einfluß der wirtschaftlichen Lage. 1920 sei der Prozentsatz der frischen Fälle bei hohem Lohn nur 0,29, 1928 und 1929 bei niedrigem Lohn dagegen 0,34 gewesen. Er stellte fest, daß unter 76 Augenzitternrentnern nur 7 faule Leute waren. „A good workman is not the type who seeks compensation if he can avoid it." Das ist auch meine Auffassung.

Die Entschädigung.

Zu Beginn meiner Tätigkeit (1908) durfte jeder Augenzitterer krank feiern und sich invalidisieren lassen, auch wenn sein Leiden ganz gering

---

[1] In letzterem Punkte stimme ich mit Nuel nicht überein, da jeder Fall von Augenzittern heilbar ist.

war. Dieser Zustand wurde der Prophylaxe gerecht, denn es ist anzunehmen, daß jedes Zittern sich in der Grube allmählich verschlimmert. Es waren aber unter den Invaliden auch manche, die durch ihr Leiden noch nicht deutlich geschädigt wurden. 1913 trat eine Änderung ein, da infolge einer Entscheidung des Oberschiedsgerichtes Berufsunfähigkeit zu den wesentlichen bergmännischen Arbeiten und damit ein Anspruch auf Invalidenrente erst dann anerkannt wurde, wenn das Augenzittern in herabgesetzter Beleuchtung bei geradeaus gerichtetem Blick bestand. Diese Entscheidung ist bis jetzt für die Invalidisierung maßgebend geblieben, während zur Zeit auch jemand mit leichterem Zittern feiern darf, wenn bei Fortsetzung der Grubenarbeit die Gefahr der Verschlimmerung besteht.

Die Begutachtung auf dieser Grundlage bereitet dem erfahrenen Augenarzt keine besonderen Schwierigkeiten. Die Krankenversicherung kennt den Begriff der partiellen Erwerbsunfähigkeit nicht. Die Höhe der Rente richtet sich lediglich nach den eingezahlten Beiträgen. Die Reichsrente, die erst eintritt, wenn die Erwerbsfähigkeit auf weniger als $66^2/_3\%$ gesunken ist, kommt bei Augenzittern nur höchst selten in Frage. Ich habe sie bisher 2—3mal bei ganz schlimmem Zittern vorgeschlagen.

Die Unterstellung des Augenzitterns unter die entschädigungspflichtigen Berufskrankheiten hat für die Arbeiter den Vorteil, daß die Höhe der Rente nicht von der Zahl ihrer Beitragswochen, sondern von der Schwere ihres Leidens abhängt. Den Ärzten stellt sie die Aufgabe, jeden Fall nach seinen Eigentümlichkeiten zu beurteilen; ein ganz neues Problem, das bisher nicht erörtert ist und deshalb zur Zeit noch als unlösbar betrachtet wird.

Ich halte es daher für meine Pflicht, an der Klärung mitzuarbeiten und stelle folgende Richtlinien auf.

1. Das Augenzittern stellt eine Krankheit dar, die bei dem einen so geringfügig ist, daß sie ihn bei der Grubenarbeit nicht belästigt, während sie bei dem andern so stark ist, daß sie ihn für gewisse Zeit vollständig arbeitsunfähig macht. Es kann daher nicht verantwortet werden, alle Augenzitterer gleich zu behandeln. Anspruch auf Entschädigung besteht nur, wenn und so lange die Arbeitsfähigkeit wesentlich herabgesetzt ist.

2. Maßgebend für die Entschädigung ist der objektive Befund, und zwar in erster Linie das Augenzittern, weil von ihm die Beschwerden hauptsächlich abhängen. Die subjektiven Klagen können nur berücksichtigt werden, wenn sie im objektiven Befund begründet sind. Ich lehne daher die englische Definition ab. Sie ist schädlich für die Arbeiter, weil sie die Entwicklung der neurotischen Zeichen befördert und die restlose Ausheilung verzögert bzw. unmöglich macht, und ungerecht für die Unternehmer, weil sie ihnen auch Lasten für Neurotiker und Simulanten auflegt.

3. Die Entschädigung wird unter der Voraussetzung gewährt, daß die Grubenarbeit zeitweise aufgegeben wird, weil ihr Zweck die Befreiung von einem quälenden Berufsleiden sein soll.

Ich möchte annehmen, daß eine Verständigung über diese drei Punkte keine besonderen Schwierigkeiten machen wird. Nicht so leicht dürfte eine Einigung über die Höhe der Entschädigung zu erreichen sein. Ich muß daher hier daran erinnern, daß sie sich nach unseren sonstigen Gepflogenheiten richtet a) nach der Sehstörung, b) nach den subjektiven Beschwerden, c) nach der Entstellung. Hier kommen nur die beiden ersten Umstände in Betracht. Die Sehstörung besteht in Herabsetzung der Sehschärfe und Aufhebung des binokularen Sehaktes, womit die subjektiven Beschwerden unlösbar zusammenhängen. Kennen wir die durch das Augenzittern bedingte Herabsetzung der Sehschärfe, so besitzen wir, wie oben erörtert, aber erst eine Grundlage der Beurteilung. Die andere beruht auf den sonstigen Eigenschaften, insbesondere auf seinem Verhältnis zu den Arbeitsbedingungen.

Da hier von Fall zu Fall die größten Verschiedenheiten vorhanden sind, kommt man bei einer praktischen Regelung an einem gewissen Schema nicht vorbei, weshalb ich schon früher die Kranken in vier Gruppen eingeteilt habe[1]:

1. Solche, die nur bei starker Blickhebung geringes Zittern zeigen. Sie sind bei der Arbeit nicht wesentlich behindert.

2. Solche, die etwas oberhalb der Horizontalen anfangen zu zittern. Sie sind bei der Arbeit in gewissem Grade bereits geschädigt.

3. Solche, die bei geradeaus gerichtetem Blick Augenzittern haben. Sie sind unfähig zu den wesentlichen bergmännischen Arbeiten.

4. Solche, die bei allen Blickrichtungen zittern. Sie leiden sehr und haben im allgemeinen auch Anspruch auf die Reichsrente.

Innerhalb der drei letzten Gruppen muß die Entschädigung gemäß der Sehstörung von Fall zu Fall bestimmt werden. Soweit meine Auffassung.

Bei den Vorberatungen im preußischen Arbeitsministerium hat sich folgender Vorschlag herauskristallisiert:

„Es soll denjenigen Augenzitterern eine Rente gewährt werden, bei denen das Augenzittern bei geradeaus gerichtetem Blick besteht, wenn dadurch die Sehschärfe in meßbarem Grade beeinträchtigt wird." Meines Wissens ist hier noch hinzuzufügen: bei Tageslicht und ruhiger aufrechter Haltung.

Ich betrachte diese Definition, die nicht von mir vorgeschlagen ist, in medizinischer Hinsicht als einwandfrei. Da aber der Abschnitt über die Sehschärfe von den Mitgliedern der Augenzitternkommission beanstandet wurde, habe ich ihn ersetzt durch den Satz: „Die Höhe der Rente richtet sich nach dem Grade des Augenzitterns", womit sie einverstanden waren. Meines Erachtens besteht zwischen beiden Fassungen kein wesentlicher Unterschied.

Die obige Definition ist ein vorsichtiger Schritt auf einem unsicheren Boden und erstreckt sich auf die schweren Fälle, die oben in der 3. und 4. Gruppe untergebracht sind. Es ist vorauszusehen, daß die von der Definition nicht Betroffenen sich um eine Erweiterung bemühen werden.

---

[1] Ohm: Z. Augenheilk. Bd. 71 (1930), S. 232.

Ich möchte deshalb hier noch einige Bemerkungen hinzufügen, die sich aus dem Krankheitsbilde ergeben.

a) Der Begriff „geradeaus gerichteter Blick" ist noch genauer zu umschreiben. Geht man von der unteren Grenze des absoluten Zitterfeldes aus, so werden in der Abb. 11 die Fälle 595 und 1086 (4 und 5) nicht erfaßt, wohl aber wenn man sich an die untere Grenze des relativen Zitterfeldes hält. Ich schlage vor, den Differenzwinkel zu halbieren. Auch dann fallen beide Fälle unter die Definition.

b) Es gibt Fälle, die in aufrechter Haltung frei von Zittern sind, in gebückter aber sehr darunter zu leiden haben.

c) Ähnlich ist es beim Übergang von Tageslicht zu herabgesetzter Beleuchtung.

Sie ganz auszuschließen, bedeutet eine Härte und wird auf die Dauer wohl nicht gelingen. Maßgebend muß letzten Endes der Befund des Augenzitterns unter den Bedingungen der Grubenarbeit sein.

Die ärztliche Begutachtung wäre wesentlich erleichtert, wenn der Gesetzgeber sich entschließen könnte, die Höhe der Rente in Prozenten festzulegen, die er den schlimmsten Fällen, wozu ich die Leute mit maximalem Zittern und einer Sehschärfe von 1/20 und weniger rechne, gewähren will. Dann bliebe den Ärzten die Aufgabe, sie bei den leichteren Formen entsprechend abzustufen. Zum Vergleich sei auf die Bewertung der Einäugigkeit mit $33^1/_3\%$ bzw. 25% verwiesen. Das ist eine feste Grundlage für den Gutachter, der bei Teilschädigungen des Auges unterhalb dieses Prozentsatzes bleiben muß.

Die soziale Gesetzgebung ist ja keine Angelegenheit der Theorie, sondern ausgleichender praktischer Gerechtigkeit, die, wenn sie den einen neue Rechte gibt, auch die damit verbundene Belastung der andern berücksichtigen muß.

Die Art der Entschädigung in England ist mir nicht bekannt. Llewellyn[1] schätzt die Rentensumme für 1920 auf 6 Millionen Mark. Da die Zahl der Fälle damals 7028 betrug, entfallen auf den Fall rund 850 M., was unserer Knappschaftsrente am Ende der dreißiger Jahre entspricht. Llewellyn berechnet den Schaden, den das Augenzittern den Arbeitern, Unternehmern und dem Staate zufügt, auf 20 Mill. M. Auch er stellt fest, daß das Verlangen nach Rente in Zeiten des Streiks und der Arbeitslosigkeit am größten ist, wodurch kleine Unternehmungen in ernste finanzielle Schwierigkeiten kommen könnten.

Die Ursachen.

Die Erforschung der Ursachen ist bis jetzt von den Arbeitsbedingungen ausgegangen. Um sich mit ihnen so innig wie möglich vertraut zu machen, haben zahlreiche Forscher den Bergmann auf seinem Wege zur Kohle begleitet, wie Dransart, Snell, Nieden, Romiée, Stassen, Llewellyn, Robson und in letzter Zeit Bartels und seine Mitarbeiter Knepper und Zeiß. Trotz 70jähriger Bemühungen ist

---

[1] Llewellyn: J. of Hyg. 1922, S. 337.

aber bisher eine Übereinstimmung nicht erzielt. Zu Beginn wurden die niedrigen Flöze angeschuldigt, weil sie eine anstrengende Blickhebung erfordern, die zu Ermüdung der Heber und Interni führen. Später ist besonders die schlechte Grubenbeleuchtung verantwortlich gemacht worden. In den letzten Jahren wurde der Verdacht wieder auf giftige Abbauprodukte der Kohle gelenkt und endlich sogar eine bakterielle Ursache in Erwägung gezogen (Fergus). Das englische Nystagmuskomitee (Haldane, Collis, Pooley, Rivers, Llewellyn) kam 1921 nach Erwägung aller Umstände zu folgendem Ergebnis:

„Der wesentliche Faktor bei der Erzeugung des Augenzitterns der Bergleute ist die mangelhafte Beleuchtung. Andere Faktoren, wie die Haltung bei der Arbeit, Unfälle, Alkoholismus, Infektionen, Unterernährung, Vererbung und Brechungsfehler sind nur von sekundärer Bedeutung, während die Grubentiefe, Flötzdicke und die gewöhnlichen Verunreinigungen der Grubenluft mit Gasen keinen direkten Einfluß auf die Krankheit haben."

Obgleich diese Schlußfolgerung einstimmig verfaßt ist, hat sie weder die Engländer noch uns voll befriedigt und noch viele Rätsel ungelöst gelassen. Angesichts dieser Unsicherheit, die natürlich der Prophylaxe keine energischen Antriebe geben kann, möchte ich hier die Hinweise kurz zusammenstellen, die im Krankheitsbild selbst enthalten sind. Es wird wohl niemand bezweifeln, daß alle wesentlichen Eigenschaften des Augenzitterns in innigster Beziehung zu den Ursachen stehen müssen. Ich unterscheide äußere, d. h. in den Arbeitsbedingungen gelegene Ursachen und innere, die in der körperlichen Disposition zu finden sind.

1. Äußere Ursachen.

Es gibt Faktoren, die das Augenzittern erregen und andere, die es unterdrücken.

a) Dunkelheit — Licht. Viele Fälle sind im Tageslicht bei allen Blickrichtungen ganz frei von Augenzittern. Führt man sie ins Dunkel-

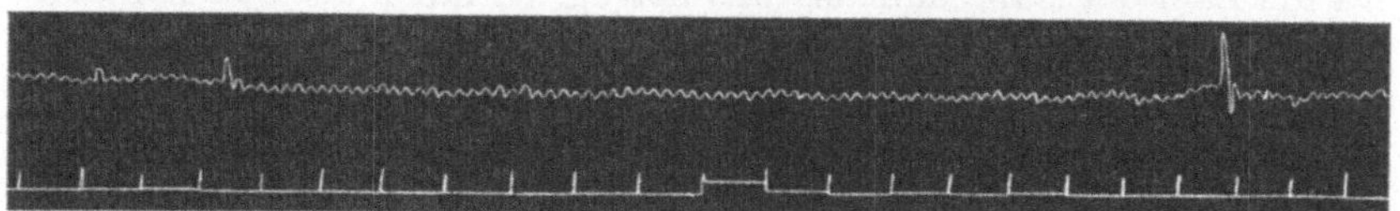

Abb. 14. Fall 591. Blick + 25. 0. Tageslicht + 15-K.-Glühlampe; Zittern pendelförmig und von kleiner Amplitude, Frequenz 294 mal in einer Minute.

zimmer, so tritt es auf und bleibt dann entweder dauernd bestehen oder beruhigt sich nach einiger Zeit. Bei einzelnen Leuten ist das motorische Gleichgewicht in Beziehung zum Lichte so labil, daß sie nur nach einer dunklen Zimmerecke zu blicken brauchen, um das Zittern auszulösen. Besteht es aber schon im Tageslicht, so wird es bei herabgesetzter Beleuchtung stets heftiger, d. h. an Amplitude und Zitterfeld größer.

Die Beziehungen des Augenzitterns zum Lichte sind von mir mittels meiner Methode der Nystagmographie, die allein auch eine Untersuchung im Stockdunkeln erlaubt, bis in die feinsten Einzelheiten auf-

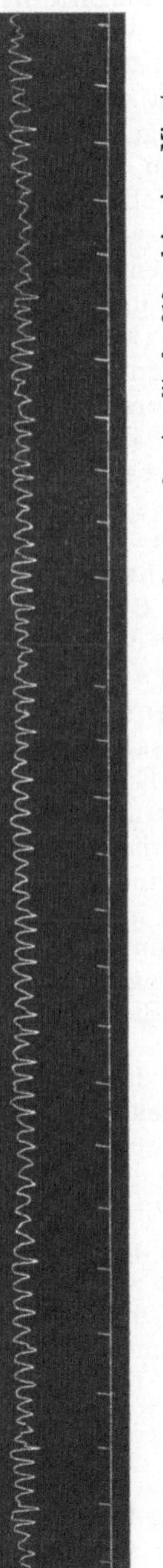

Abb. 15. Fall 591. Blick + 25. 0. bei ganz schwacher Beleuchtung; Zittern gewölbeförmig und von großer Amplitude, 210 mal in einer Minute.

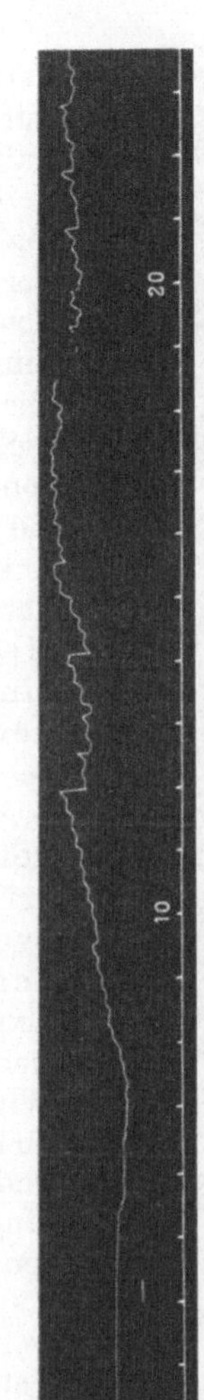

Abb. 16. Fall 1760. Zittern fehlt bei schwacher Beleuchtung (2-mm-Blende) und beginnt einige Sekunden nach gänzlicher Verdunkelung (—).

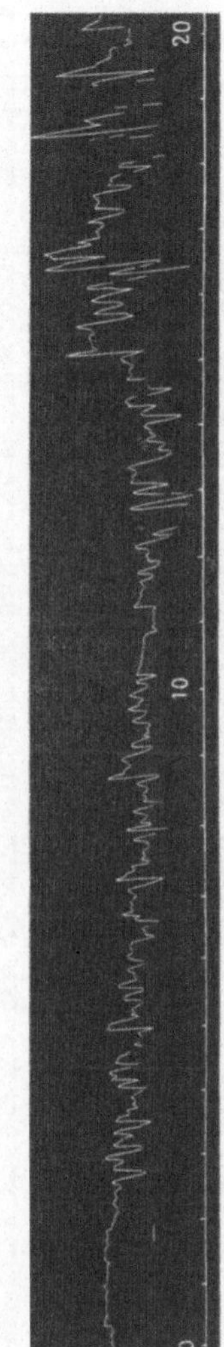

Abb. 17. Fall 1722. Zittern fehlt bei schwacher Beleuchtung und tritt sofort nach Verdunkelung (—) auf, ist aber unregelmäßig.

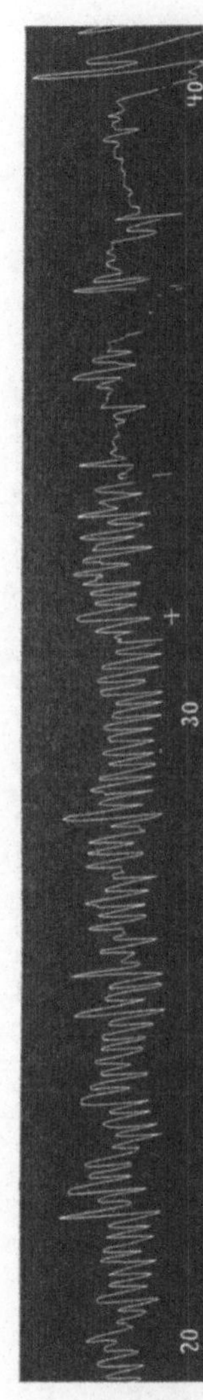

Abb. 18. Der gleiche Fall 1722. Das Zittern ist in der nächsten Kurve im Stockdunkeln viel regelmäßiger und wird durch schwaches Licht (2-mm-Blende) verkleinert.

geklärt. Hier ist nicht der Ort, ihre Bedeutung für die Augenphysiologie eingehend zu würdigen. Es sei nur kurz erwähnt, daß man drei Gruppen unterscheiden kann.

1. Nach Verdunkelung wird die Amplitude des Augenzitterns größer, seine Frequenz kleiner. Da diese Gruppe die Mehrheit bildet, bezeichne ich ihr Verhalten als regelrecht.

2. Das Zittern bleibt nach Herabsetzung der Beleuchtung und Verdunkelung unverändert (refraktäres Verhalten).

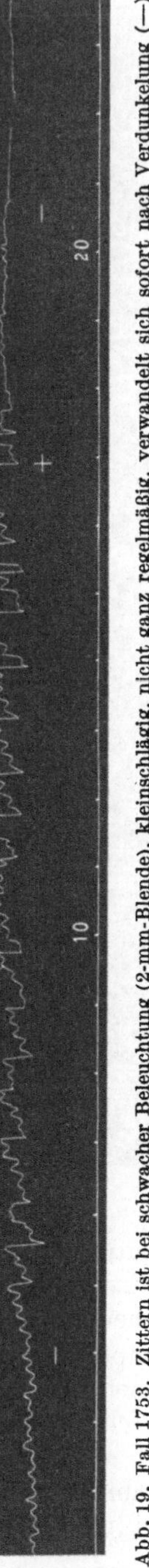

Abb. 19. Fall 1753. Zittern ist bei schwacher Beleuchtung (2-mm-Blende), kleinschlägig, nicht ganz regelmäßig, verwandelt sich sofort nach Verdunkelung (—) in große seltene Rechtsrucke und wird nach Einschaltung des Lichtes (+) sofort gehemmt.

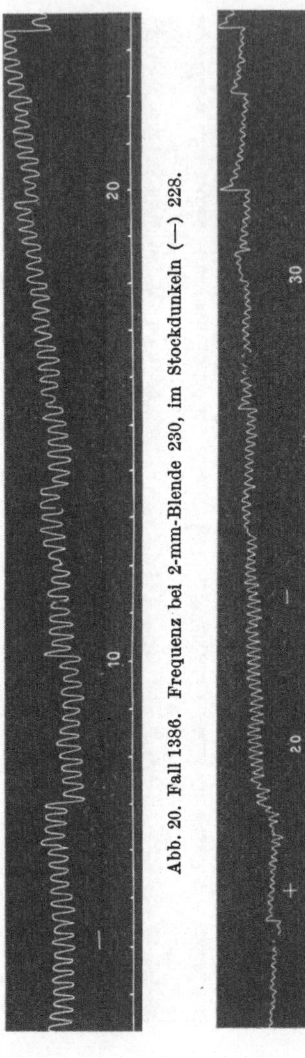

Abb. 20. Fall 1386. Frequenz bei 2-mm-Blende 230, im Stockdunkeln (—) 228.

Abb. 21. Fall 1684. Zittern zuerst im Stockdunkeln klein, schwillt nach Einschaltung der 2-mm-Blende (+) an, um nach Verdunkelung (—) wieder kleiner zu werden (paradoxes Verhalten).

3. Das Zittern hört nach Verdunkelung auf (paradoxes Verhalten).

Abgesehen von der letzten Gruppe, in der sich wahrscheinlich psychische Hemmungen geltend machen und die auch nicht konstant ist, sondern Beziehungen zur ersten Gruppe unterhält, kann man das Gesetz aufstellen: Helles Licht übt einen beruhigenden, herabgesetzte Beleuchtung bzw. die Dunkelheit dagegen einen erregenden bzw. verschlimmernden Einfluß aus. Experimentell läßt sich die hemmende Wirkung des Lichtes nicht in jedem Fall und unter allen Bedingungen nachweisen. Sie kommt am ersten zur Geltung, wenn das Zittern an sich schwach ist, deshalb auch besonders an der unteren Grenze des Zitterfeldes, wo die Amplitude immer am kleinsten ist. Sehr zu beachten ist auch der Umstand, daß die Beruhigung nicht nur von der Fovea, sondern auch, wenn auch in geringerem Grade, von der Netzhautperipherie zu erzielen ist. Einige Proben der Wirkung des Lichtes sind in Abb. 14—22 enthalten.

b) **Hebung — Senkung des Blickes.** Der Werdegang des Augenzitterns ist in der Regel derart, daß es bei starker Blickhebung beginnt und sich bei Fortsetzung der Grubenarbeit allmählich nach unten aus-

dehnt. Das Zitterfeld schiebt sich also mit der Zeit von oben nach unten
über das Blickfeld und kann sich zuletzt bis 50° unter der Horizontalen
erstrecken. Noch tiefer, d. h. bei — 60 und — 70° herrscht fast immer
Ruhe. Mit zunehmender Genesung zieht sich das Zitterfeld mehr und
mehr nach oben zurück. Die Amplitude ist an der unteren Grenze des

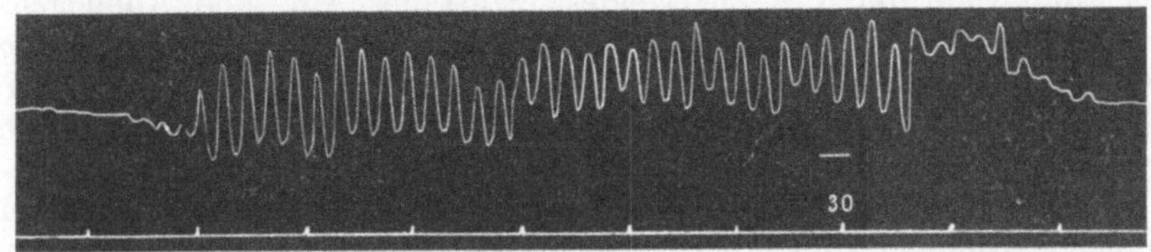

Abb. 22. Fall 1489. Zuerst 2-mm-Blende. Kein Zittern. Dann werden die Augen gehoben und
sofort wieder geradeaus gerichtet, worauf das Zittern mit kleinen Schwingungen anfängt und bald
sehr heftig wird. Nach Verdunkelung (—) hört es sofort auf (paradoxes Verhalten).

Zitterfeldes immer kleiner als in den mittleren und oberen Teilen
(Abb. 23—25). Diese Eigentümlichkeit ist nicht nur beim senkrechten
Zittern zu beobachten, sondern auch bei allen anderen Formen.

c) **Bewegung — Ruhe des Kopfes.** Heftige Bewegungen des Kopfes
stellen das stärkste Mittel dar, um das Augenzittern in Szene zu setzen.

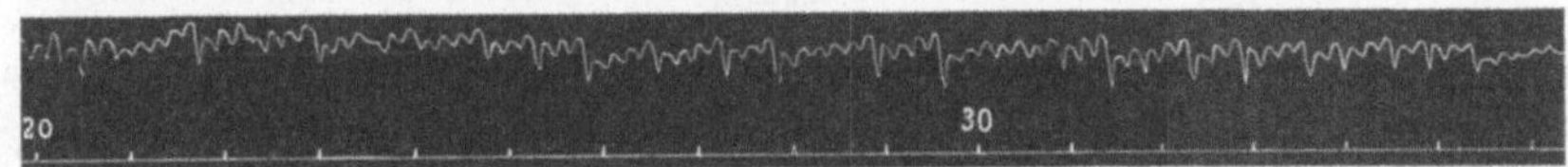

Abb. 23. Fall 1859 (Pendelförmiges Augenzittern mit seltenen Rechtsrucken.) Blick + 15. 0. (oben).

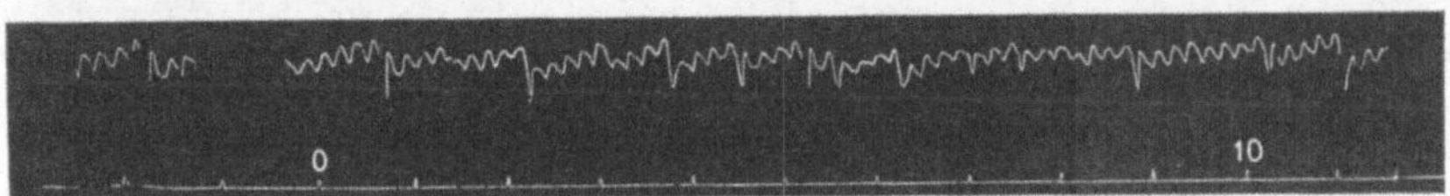

Abb. 24. Fall 1859. Blick 0. 0. (geradeaus).

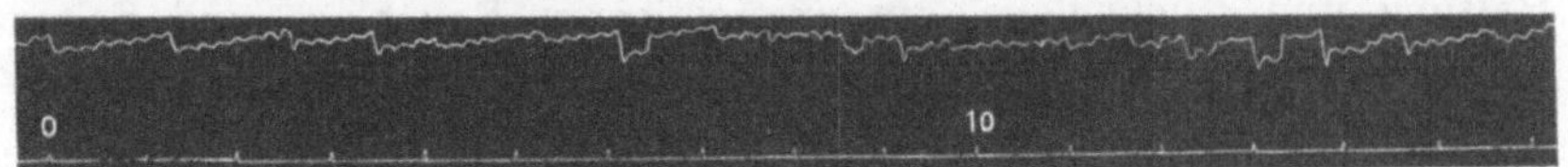

Abb. 25. Fall 1859. Blick — 30. 0.
Abb. 23—25. Aufwärtswanderung der Augen in der mittleren Vertikalen.

Sie müssen also besonders dann angewandt werden, wenn es nicht ohne
weiteres erkennbar ist, d. h. im Beginn und am Ende. Im Gegensatz
dazu bringt Ruhigstellung des Kopfes nicht selten das Zittern zum
Verschwinden. Hier verdient folgende Beobachtung erwähnt zu werden,
die ich häufig gemacht habe. Wenn man einen Mann zur Nystagmographie vorbereitet, muß der Kopf an der Kinn-Stirnstütze ganz ruhig
gestellt werden. Es ist mir nun nicht selten vorgekommen, daß ich von
einem Mann mit vorher sehr kräftigem Augenzittern keine einzige Kurve
erhalten konnte oder daß es nach 1—2 Kurven aufhörte. Ich lasse den

Mann dann wieder aufstehen, einige Male durch das Zimmer gehen und sich zehnmal heftig auf- und abbücken. Dann gelingt es meistens, die eine oder andere Kurve zu erzielen. Doch muß man sich beeilen, weil das Zittern schon in einigen Sekunden abklingen kann (Abb. 26).

Die Wirkung der Kopfbewegung besteht wieder in der Vergrößerung der Amplitude und des Zitterfeldes. Statt des Auf- und Abbückens führen bisweilen auch Umdrehungen auf dem Drehstuhl zur Auslösung des beruflichen Augenzitterns in Verbindung mit dem vestibulären Drehnystagmus, wobei Rechts- und Linksdrehung sich verschieden verhalten können.

Sehr wichtig für die weitere Analyse ist auch die Beziehung der ruhigen Kopflage zum Augenzittern. Am günstigsten sind aufrechte

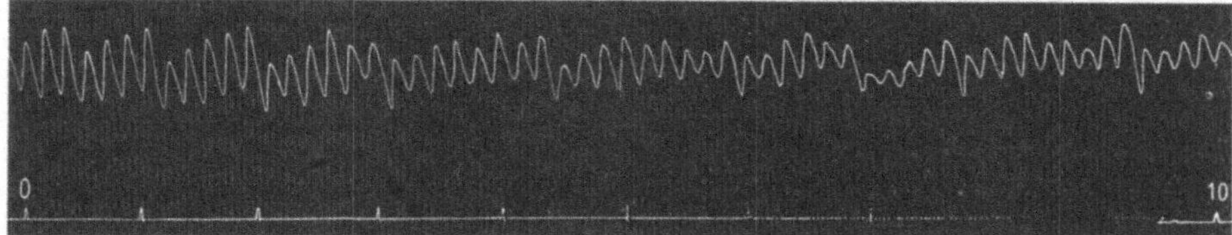

Abb. 26 a.

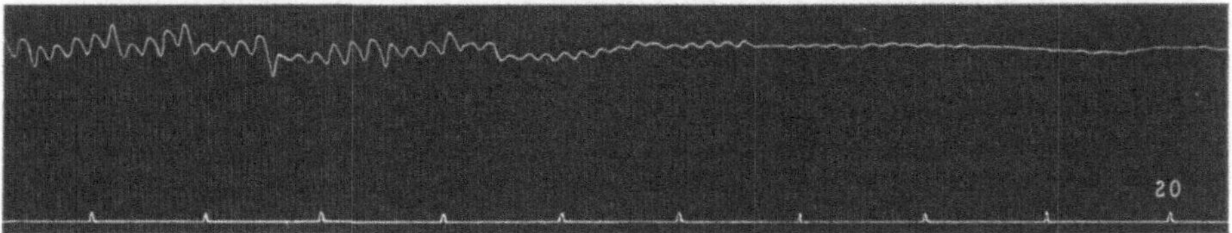

Abb. 26 b.

Abb. 26 a u. b. Fall 202. Augenzittern ist durch zehnmaliges Bücken ausgelöst, zuerst sehr heftig (Frequenz 5,8), wird bald schwächer und hört nach Frequenzsteigerung auf 6,9 in der 19. Sekunde auf. Blick + 10. 0. 2-mm-Blende.

Haltung und Rückenlage, am ungünstigsten Bauchlage und Seitenlagen, wobei erhebliche Unterschiede zwischen Rechts- und Linkslage vorkommen.

Prüft man die Beziehungen der Blickrichtung und Kopfhaltung zum Augenzittern, so muß man der letzteren die größere Bedeutung beimessen.

Anhang.

Unter den Faktoren, die beruhigend wirken, steht die Konvergenz oben an. Selbst ganz starkes Zittern verschwindet zeitweise fast immer, wenn ein 8—10 cm entfernter Finger binokular fixiert wird (Abb. 27). Eine leichte Hemmung kommt auch der Fusion (Abb. 28) und gewissen schwer zu umschreibenden seelischen Einflüssen zu (Abb. 29). Sie haben aber nur geringe Bedeutung, und es gelingt selten, sie mittels der Nystagmographie zu fassen. Man kann sie mit dem Sehen in Verbindung bringen.

Die vorhin erörterten erregenden Faktoren wirken nun als Arbeitsbedingungen dauernd auf den Bergmann ein.

a) Die Grubenbeleuchtung. Das dem Bergmann zur Verfügung stehende Licht war seit uralten Zeiten bis ins 19. Jahrhundert offen (Rüböl, Kerzen, Fackeln). Aus dieser Periode ist keine Andeutung von Augenzittern auf uns gekommen, obgleich es auch schon damals bei besonders veranlagten Leuten vorgekommen sein dürfte. Mit der Einführung der Sicherheitslampe sank die Lichtstärke zeitweise auf $^1/_3$ Kerzenstärke und bald nachher erschien auch das Augenzittern auf der Bildfläche. Die erste Beobachtung erfolgte 1858 durch Dr. Gillot (Sheffield). In der Literatur wurde es zuerst 1861 von Décondé behandelt. In England ist besonders von Court nachgewiesen, daß der Nystagmus

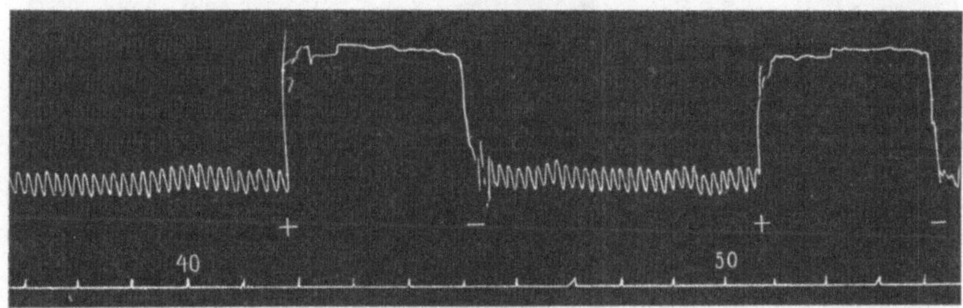

Abb. 27. Fall 1283. Zuerst Blick auf 2 m entfernten Gegenstand: lebhaftes Zittern; bei + Blick auf einen 10 cm entfernten Gegenstand: sofort Ruhe.

in Gruben mit offenem Licht um 1890 noch fast ganz fehlte, während er in den Gruben mit Sicherheitslampen sehr häufig war.

In meinem Bezirk wurde früher die Benzinlampe gebraucht, die während der Schicht kaum eine Kerzenstärke besaß. Jetzt befindet sie sich nur noch in den Händen der Steiger und Wettermänner. Sonst ist die Grubenbeleuchtung durch allgemeine Einführung der elektrischen Mannschaftslampe und den Einbau ortsfester Lampen in erfreulicher Aufwärtsentwicklung, aber ein Licht von 3—4 Kerzen ist immer noch so schwach, daß sich kein anderer Beruf damit zufrieden geben würde. Als verschlechternd kommt noch der Umstand in Betracht, daß Wände und Kohlenflöze fast schwarz sind und nur ganz wenig Licht reflektieren. Was das bedeutet, kann man sich leicht klarmachen, wenn man die gleiche Lampe in einem weiß angestrichenen und daneben in einem schwarzen Raum probiert. In letzterem hat man das Gefühl der Dunkelheit, in ersterem das der Helligkeit, weil Wände und Decke als Beleuchtungskörper wirken. Ich komme später hierauf noch zurück.

b) Die Blickrichtung. Daß Blickhebung mit der bergmännischen Arbeit untrennbar verbunden ist, galt den alten Autoren Dransart, Nieden, Snell — mit Ausnahme von Romiée — als selbstverständlich. Auch Nuel[1] war dieser Meinung, denn er sagt:

„Eine wichtige Krankheitsursache ist die Blickhebung. Gewisse Berufe in der Tiefe der Grube erfordern, wenn auch nicht immer, so doch oft und viel öfter

---

[1] Nuel: Soc. belge d'Ophtalm. Nr. 24, S. 45.

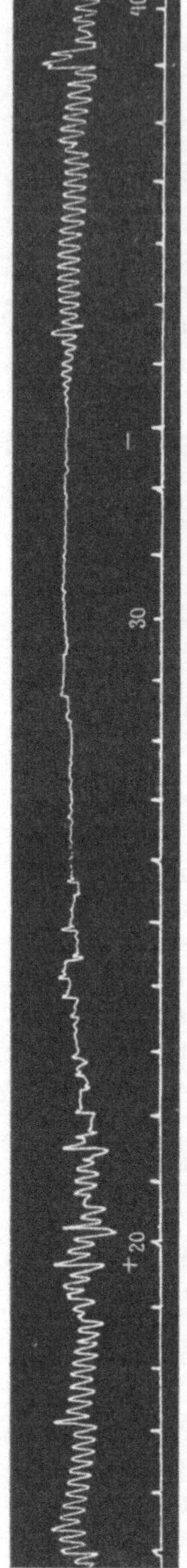

Abb. 28. Fall 1283. Zuerst Blick auf einen runden Kreidefleck von 1 Grad Durchmesser an der 2½ m entfernten Tafel: lebhaftes Zittern (Frequenz 5,4—5,2; in der 20. Sekunde bei + wird ein Prisma von 6 Grad mit der Basis nach außen vorgesetzt, das zunächst Doppelbilder erzeugt, die aber bald verschmolzen werden, wobei das Zittern unter Frequenzerhöhung auf 7 schnell kleiner wird und dann aufhört. In der 33. Sekunde bei — wird das Prisma weggenommen, worauf das Zittern mit kleinsten Schwingungen (Frequenz 7) wieder anfängt, und bald unter Herabsetzung der Frequenz auf 5,2 die frühere Amplitude wieder erreicht.

Abb. 29. Fall 1283, von dem auch Abb. 27 und 28 stammen. Nachdem viele Versuche mit Prismen in verschiedener Stellung gemacht sind, geht schließlich auch von einem Herschelschen Prisma in Nullstellung eine hemmende Wirkung aus, die auf seelische Einflüsse zurückgeführt werden muß. Zuerst Prisma in Nullstellung: kein Zittern; 4. Prisma weg: Zittern klingt langsam an; 11. Prisma in Nullstellung vor: Zittern schwillt zunächst an und hört 2 Sekunden später auf. 18. Prisma weg: Zittern fängt sofort wieder an.

als andere Berufe erhobenen Blick, besonders der des Hauers vor der Kohle. Und gerade unter den Hauern findet man die meisten Augenzitterer. Es genügt, den Hauer ein wenig bei seiner Arbeit beobachtet zu haben, um zu sehen, daß er oft, vielleicht die halbe Zeit und noch mehr, den Blick gegen die Stirn mehr oder minder über die Primärstellung heben muß. Die Autoren sind in dieser Hinsicht fast einmütig. Sehr überzeugend sind besonders die Photographien des Hauers bei der Arbeit, die von Nieden, Simeon Snell und Dransart veröffentlicht sind, und Romiée tut großes Unrecht, wenn er diese Autoren beschuldigt, ihre Photographien gefälscht (truqué) zu haben."

Ich habe diese Äußerung Nuels ausführlich erwähnt, weil die Notwendigkeit der Blickhebung neuerdings von Bartels[1], Knepper und Haycraft bestritten wird. Meines Erachtens erfordert die Grubenarbeit jede nur erdenkbare Blickrichtung, darunter besonders häufig die gerade und schräg nach oben. Der Grund, warum sich manche Autoren über diese Angelegenheit eine falsche Vorstellung gebildet haben, liegt darin, daß sie das Verhältnis von Augenstellung und Kopfhaltung nicht richtig beurteilen. Ich werde später darauf eingehen.

[1] Siehe auch Bartels: Graefes Arch.Bd.127, S.371.

Was die photographischen Aufnahmen der Bergleute bei der Arbeit angeht, so sieht man nicht nur auf denen der älteren Autoren Dransart, Snell, Nieden, daß die Leute die Augen gerade oder schräg nach oben richten, sondern auch auf manchen von Llewellyn und Bartels. Aber ich will auf die Photographien kein entscheidendes Gewicht legen, weil sie „arrangiert" zu werden pflegen. Beweisender wären kinematographische Aufnahmen bei vollem Betrieb. Aber sie fehlen uns noch. Wie der Künstler, dem jeder ein scharfes Auge für die Wirklichkeit zusprechen wird, diese Dinge beurteilt, ergibt sich aus Abb. 30. Da Bartels sich aber auch auf eine Umfrage bei vielen Bergleuten stützt, will ich hier die Äußerung eines erfahrenen Steigers, der an Augenzittern leidet, anführen:

„Fährt der Bergmann ausgerüstet mit seiner Grubenlampe, die schon an und für sich eine primitive Beleuchtung darstellt, obschon sie in den letzten Jahr-

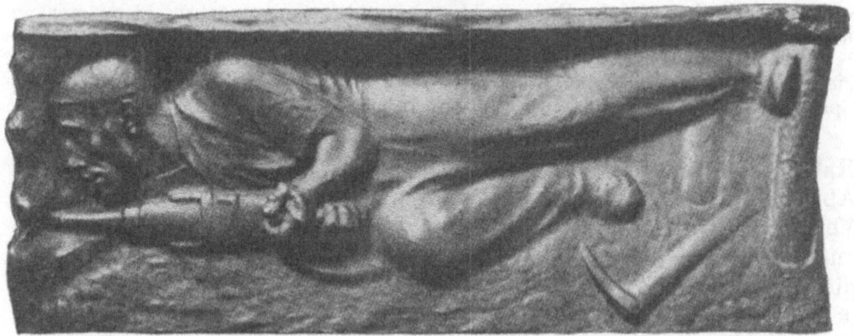

Abb. 30. Vor der Kohle (Bronze von Fritz Kölle-München).

zehnten außerordentlich vervollkommnet ist, an, so hat er, sobald er den Förderkorb verläßt, zunächst seinen Blick nach unten zu richten, um beim Überschreiten der Schwenkbühne sowie der Geleise nicht zu stolpern. Hierbei wird er schon viel von den großen und kleinen Glühlampen der Füllörter geblendet. Nach Verlassen des Füllortes betritt er den Querschlag, wo sich ein Fahrweg befindet. Hier kann er sich ziemlich ungestört mit geradeaus gerichtetem Blick zu seinem Revier begeben, weil die Querschläge meist hoch und ohne Hindernisse sind. Im Revier angelangt, hat er fast immer einen Aufbruch zu klettern, wobei der Blick schon viel nach oben gerichtet ist; besonders aber, wenn er nach unten klettert, um nicht von seinem Nachfolger auf die Finger getreten zu werden. Dann geht er einige Teilstrecken oder Auf- und Abhaue durch, um zu seinem Betriebspunkt zu kommen. Hier ist es schon schlimm, weil die Höhe zum Aufrechtgehen meist nicht mehr vorhanden ist. Auch sind die Hindernisse auf der Sohle größer und zahlreicher, so daß er abwechselnd seinen Blick nach oben und unten zu richten hat, damit er sich oben nicht an den eisernen Kappen stößt und unten nicht stolpert, da die Lampe nicht weit genug leuchtet, um beides gleichzeitig in Augenschein zu nehmen. Auch wird er hier viel von den Lampen voraufgehender Kameraden geblendet, besonders wenn sein Auge nicht mehr ganz ruhig ist. Nach dem Verlassen der Teilstrecke geht er in der Rutsche zur Arbeitsstelle, die oft noch bis zu 200 m entfernt ist. Dies geschieht meistens in gebückter oder sogar kriechender Stellung. Auch hierbei ist der Blick abwechselnd nach oben und unten gerichtet, um sich oben nicht am vorstehenden oder durchgedrückten Ausbau zu verletzen oder unten über Rutschen, Rohre, Steine oder Kohlen zu fallen bzw. beim Kriechen die Hände zu verletzen. Auch ist hierbei der scharfe Blick nach oben schon wegen der Steinfallgefahr erforderlich, um etwaige lose hängende Schalen oder Kessel zu umgehen. An der Arbeitsstelle angelangt, prüft er zuerst den Ausbau und untersucht das Hangende nach Rissen und Kesseln, wobei der Blick selbstverständlich scharf nach oben gerichtet ist. Nun beginnt er seine Arbeit mit dem Gewinnen der Kohle oder Einbringen des Ausbaues, wobei das Hangende dauernd beobachtet werden muß, da es sich in Bewegung befindet, weil durch das Wegnehmen der Kohle dem Hangenden die Unterstützung weggenommen wird, und der Gebirgsdruck dauernd folgt. Ganz schwierig ist das Arbeiten in Flözen von geringer Mächtigkeit (0,60—0,80), wo die Höhe zum Kriechen auf den Knien wegen der Länge der Oberschenkel nicht vorhanden ist. Man muß sich auf den Ellenbogen oder schlangenartig seitwärts vorwärtsschieben und in halbliegender Stellung seine Arbeit verrichten. Hierbei ist es erklärlich, daß das Beobachten des Hangenden durch das stetige Seitwärtsdrehen des Kopfes und den seitlich nach oben gerichteten Blick bedeutend schwieriger ist und die Augen so bedeutend schärfer in Anspruch genommen werden. Hierzu kommt noch, daß die intensive Arbeit auch noch eine dauernde Änderung der Blickrichtung erfordert, damit die Schaufel mit der Kohle ihr Ziel in der Rutschenrinne nicht verfehlt und die Hacke nicht zwecklos geführt wird. So ist es erklärlich, daß die Blickrichtung einem stetigen Wechsel unterworfen ist, wobei der Kopf wegen der Raumbeschränkung die Bewegungen nicht mitmachen kann, um allen Anforderungen zu genügen.

Auch bei aufrechter Haltung, z. B. im Querschlag und vor Ort ist der Blick viel nach oben gerichtet, weil von oben stets Gefahr durch Steinfall droht. Das Sprichwort: Alles Gute kommt von oben! gilt eben nicht in der Grube.“

c) Erschütterungen des Kopfes und Abweichungen von der aufrechten Haltung. Kein Beruf erfordert so mannigfache und lange andauernde Abweichungen von der üblichen geraden Haltung wie der des Bergmanns. Verläßt er den Förderkorb, so kann er in der Hauptförderstrecke noch aufrecht gehen. Je mehr er sich der Kohle nähert, desto niedriger werden die Gänge. Er fängt dann an, den Körper nach vorn zu krümmen und den Kopf nach vorn oder zur Schulter zu neigen. Was bedeutet das für die Blickrichtung? Angenommen, der Stollen ist um Kopfeshöhe niedriger als die Körpergröße, dann muß der Kopf waagerecht nach vorn gebeugt werden, so daß die Ohr-Augenlinie senkrecht gegen den Boden gerichtet ist. Damit fällt auch die Primärstellung der Augen zusammen. Ist der Mann nun auf dem Marsche begriffen, so muß er der Hindernisse wegen nach vorn sehen, d. h. die Augen heben. Ähnlich ist es überall, auch vor der Kohle selbst, wo er sich bücken muß. Im Ruhrrevier werden ja noch Flöze bis herab auf $^1/_2$ m und weniger abgebaut. Je niedriger sie sind, desto mehr bringen sie eine gezwungene, krampfhafte Körperhaltung, wie Bücken, Liegen auf der Seite oder auf dem Bauche mit Neigung des Kopfes und Hebung der Augen gerade oder seitlich nach oben mit sich. Nuel hat auf diese Verhältnisse zuerst hingewiesen und seinem Gegner Romiée und den von letzterem als Kronzeugen angeführten Ingenieuren die Verkennung von physiologischer und topographischer Horizontale vorgeworfen[1].

Dazu kommen noch die Erschütterungen des Kopfes, die mit dem Hacken und Einschaufeln der Kohle verbunden sind. Sie haben in den letzten Jahren durch Einführung der Abbauhämmer eine wesentliche Verstärkung erfahren. Dieses von Preßluft bei 4,5 A Druck angetriebene Werkzeug hat ein Gewicht von 4, 6, 9 oder 12 kg und wird mit einer oder beiden Händen gegen die Kohle gedrückt. Es macht

---

[1] Nuel: Soc. belge d’Ophtalm. Bd. 25 (1908), S. 105.

600, 900, 1200, 1500 oder 2000 Schwingungen in der Minute, die sich von den Armen auf den ganzen Körper übertragen. Viele Bergleute beklagen sich darüber, daß der Abbauhammer ihr Nervensystem in eine starke Erregung versetzt, die auch nach der Arbeit noch lange anhält. Nach einer Mitteilung der Sektion 2 sind damit schon 1904 die ersten Versuche gemacht. Ihre vermehrte Verwendung erfolgte während und nach dem Kriege, besonders 1921—1922. Die endgültige Einführung fällt in die Jahre 1923/24.

Nach Wolf[1] verfügte das Ruhrgebiet 1910 erst über 230 Abbauhämmer, 1928 dagegen über 65000. 1913 seien noch 97,8% der Kohle durch Hand- und Schießarbeit und nur 2,2% durch Maschinen gewonnen, 1927 dagegen durch letztere schon 85, und jetzt mehr als 90%. Er schätzt die Schichtleistung des Arbeiters 1913 auf 1161, jetzt dank der weitgehenden Mechanisierung auf 1600 kg.

Ursachenformel.

Die im letzten Abschnitt aufgeführten Faktoren beeinflussen den Vestibularapparat und seien mit R bezeichnet. Sie bilden zusammen mit der Beleuchtung (B) die Ursache des Augenzitterns. Je stärker R und je schwächer B, desto größer ist die Gefahr, davon befallen zu werden. Beide Faktoren müssen eine gewisse von Fall zu Fall verschiedene Zeit (Z) einwirken, ums ans Ziel zu kommen. Das gilt zunächst vom Dienstalter, d. h. von der Anzahl der in der Grube verbrachten Jahre. Mein jüngster Fall, ein Pferdejunge, war erst $16^3/_4$ Jahre alt. Ich konnte sein Augenzittern nach einer Grubenarbeit von 22 Monaten feststellen. Nach seiner Angabe war es schon nach 16 Monaten aufgetreten. Das ist die kürzeste von mir beobachtete „Inkubationszeit". Dann kommt ein Fall mit $2^4/_{12}$ und einer mit $2^9/_{12}$ Jahren. In den zwanziger und dreißiger Jahren erkranken immer mehr Leute, wie Tabelle 1 lehrt. Ob aber in den vierziger Jahren noch ganz frische Erkrankungen vorkommen, ist durch Tabelle 1, die nur die Zeit der Beobachtung, aber nicht der Entstehung enthält, noch nicht bewiesen. Daß die Augenzitterngefahr auch noch in anderem Sinne von der Zeit abhängt, nämlich von der Schichtdauer, ist selbstverständlich. Je länger die Arbeitszeit, um so kürzer ist die Inkubationszeit, um so größer auch die Erkrankungsziffer.

Die Formel für die äußeren Ursachen (U) lautet also:

$$U = \frac{R}{B} \cdot Z.$$

In dieser Formel ist auch die Bedeutung der Flözhöhe enthalten. Es ist nicht zu bestreiten, daß um so mehr Leute von Augenzittern befallen werden, je niedriger die Flöze, alle übrigen Umstände als gleich vorausgesetzt. Sie wirken in Verbindung mit der Kopfhaltung über den Faktor R.

An der viel größeren Mächtigkeit der Flöze liegt es sicher auch z. T., weshalb in gewissen Bezirken von Schlesien so wenig Nystagmus

---

[1] Wolf: Die Rationalisierung im Bergbau. Velh. u. Klas. Mh. 1930, S. 211.

vorkommt. Da mir aber die anderen Faktoren, insbesondere die Beleuchtungsverhältnisse nicht bekannt sind, will ich hierauf nicht eingehen, sondern die Veröffentlichung der Untersuchungen von Dr. Zeiß abwarten.

Mit meiner Formel kann man viele Tatsachen befriedigend erklären. Das Augenzittern befällt alle Klassen von Grubenarbeitern, vom Pferdejungen, Schlepper, Kohlenhauer und Reparaturhauer bis zum Steiger und Betriebsführer, aber in ungleichem Grade. Auf die niedrige Ziffer bei den Schleppern braucht man nicht einzugehen, da diese Tätigkeit meistens nicht so lange ausgeübt wird, um die Krankheit zur Entwicklung zu bringen. Lehrreich ist aber der Vergleich zwischen Hauern und Steigern. Beide arbeiten an der gleichen Stelle, sind also dem gleichen Licht und der gleichen Luft gleich lange ausgesetzt. Verschieden ist aber für beide der Faktor R. Die Steiger müssen sich zwar auch häufig und

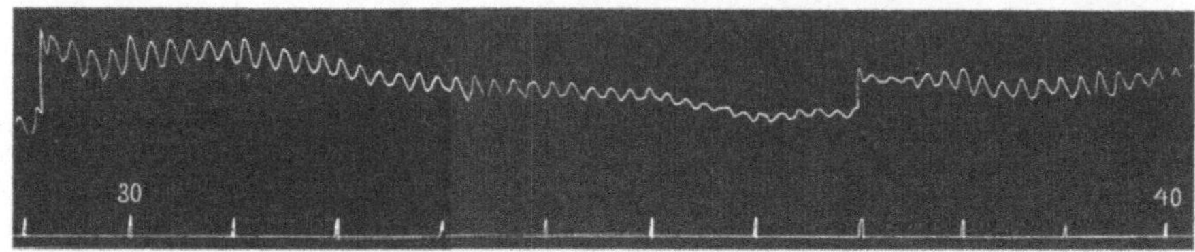

Abb. 31 Fall 1714 (Steiger).

lange bücken; es fällt aber für sie die mit dem Hacken und Einschaufeln der Kohle und der Handhabung des Abbauhammers verbundene Erregung des Ohrlabyrinthes weg. Das wirkt sich in der Weise aus, daß das Augenzittern der Steiger durchschnittlich geringer ist, als das der Hauer von gleichem Dienstalter. Ihre Amplitude und ihr Zitterfeld sind meistens kleiner. Verdunkelung wirkt nicht so leicht auslösend. Bei manchen muß man zu heftigem Bücken seine Zuflucht nehmen. Es gibt aber auch Steiger mit recht kräftigem Zittern, zumal es bei ihnen schon seit der Hauerzeit bestehen kann.

Beispiele:

Leichter Fall (1714), geb. 1882, seit 1897 in der Grube, seit 1914 Steiger; seit 1927 Augenzittern.

Im Januar 1928 konnte ich bei erhobenem Blick in gerader Haltung kein Zittern finden, wohl aber in gebückter Haltung. Im November war es schlimmer und trat nach Bücken in gebückter Haltung auch bei geradem Blick auf.

1931 nach Empfang der Kündigung begann er krankzufeiern. Im Tageslicht zeigte sich an der Tangententafel geringes Zittern ↑ bei + 31°.

Nach fünfmaligem Bücken war es viel stärker und ging ↓ herunter bis — 28°. Bei der Registrierung mußte der Blick 25° über die Horizontale gehoben werden, um Zittern zu erzielen. War es einmal ausgebrochen, so blieb es kurze Zeit auch bei + 10° noch bestehen und klang dann allmählich ab. Frequenz 5,4 je Sekunde (Abb. 31).

Schwerer Fall (1381), geb. 1880, seit 1897 in der Grube, seit 1915 Steiger. Im Oktober 1925 kam er zu mir und gab an, seit $^1/_2$ Jahr Augenzittern zu spüren. Es war im Dunkelzimmer bei erhobenem Blick nicht vorhanden, wohl aber in gebückter Haltung und ging nach fünfmaligem Bücken bis unter die Horizontale herunter, hielt aber nicht lange an.

Im Februar 1927 kehrte er zurück. Jetzt fing das Zittern im Dunkelzimmer bei erhobenem Blick an und ging bisweilen bis unter die Horizontale herunter. Es ist sehr interessant, den weiteren Verlauf an Hand der Kurven zu verfolgen.

Kurve 1229/1, am 16. Febr. 1927, aufgenommen nach Bücken und schnellen Hin- und Herbewegungen der Augen. Blick + 20°. 0° 2-mm-Blende. Das Zittern ist zuerst groß und nimmt später an Amplitude allmählich ab. Zwischen den Pendelschwingungen ragen einige Zuckungen durch ihre Größe hervor. 10. bis

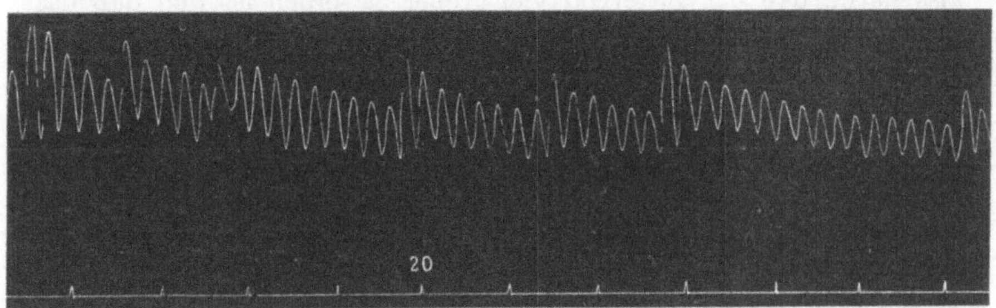

Abb. 32. Fall 1381 (Steiger). + 20. 0., am 16. Febr. 1927

20. Sek. 46,5 Pendelschwingungen je 4,6 (Abb. 32), 20.—30. Sek. 46,5 Pendelschwingungen je 4,6.

Kurve 1229/2 gleich darauf unter gleichen Bedingungen zeigt ein ganz anderes Bild (Abb. 33). 20.—30. Sek. 12 Linksrucke, in deren langsamer Phase kleine Pendelschwingungen vorkommen, die nach ihrer Frequenz dem beruflichen Zittern entsprechen (z. B. in der 22. Sek. 4,5 Schwingungen).

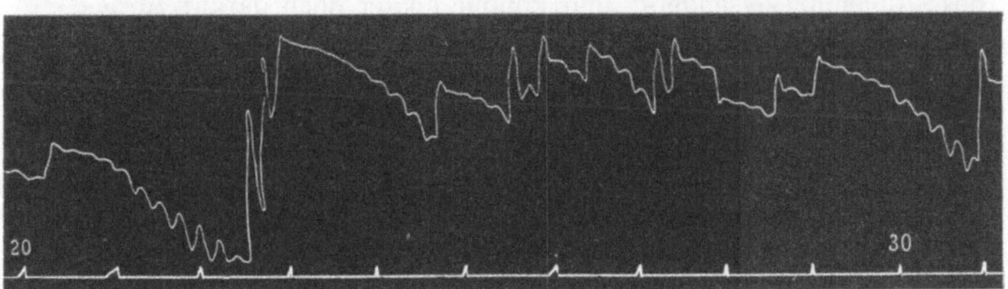

Abb. 33. Fall 1381 (Steiger). + 20. 0. 16. Febr. 1927.

Kurve 1229/3 bei + 20°. 0°. Wieder Pendelzittern, etwas kleiner als in Abb. 32.

Kurve 1229/4—5. Kein Zittern bei geradem Blick, auch nicht im Stockdunkeln.

Kurve 1229/6. Blick + 20°. 0°. 2-mm-Blende. Zunächst kein Zittern. Es kann durch große Hin- und Herbewegungen hervorgerufen werden, schwankt aber außerordentlich in der Amplitude (Abb. 34). Er arbeitete weiter und kam am 29. Jan. 1931 mit erheblicher Verschlimmerung wieder, die er auf die Beschäftigung in warmen und niedrigen Betrieben zurückführt. Er könne nicht durch eine niedrige Strecke gehen, ohne sich zu verletzen. Wenn er eine Weile still stehe, werde das Auge ruhig, und der Schwindel lasse nach. Wenn er Lichter vor sich habe, sei es mit dem Sehen aus, deshalb gehe er durch die Grubenbaue am sichersten allein.

Das Zittern beginnt an der Tafel im Tageslicht ↑ bei + 31° und bleibt ↓ bis — 45°. Es ist bds. schräg diagonal (von oben rechts nach unten links)-ellipsenförmig gegen Uhrzeiger. Er selbst zeichnet nach seinen Scheinbewegungen vom rechten Auge eine meiner Spaltlampenzeichnung sehr ähnliche Ellipse, vom linken einen Kreis.

Kurve 2503/3. Blick 0°. 0°. hell.

0.—10. Sek. 46? Schwingungen (abgesehen von den ganz kleinen Zacken), darunter 11—12 Linksrucke (Abb. 35). Das Zittern kann bis — 15° unter Horizontalen registriert werden und besteht auch im Stockdunkeln weiter.

Die im Verlauf von 4 Jahren eingetretene Verschlimmerung besteht also darin, daß das Zitterfeld viel größer geworden ist und daß das Zittern sich auch bei ruhiger Kopfhaltung bis weit unterhalb der Horizontalen und auch im Stockdunkeln beliebig lange registrieren läßt. Sehr bemerkenswert ist auch die Änderung im Schwingungsablauf.

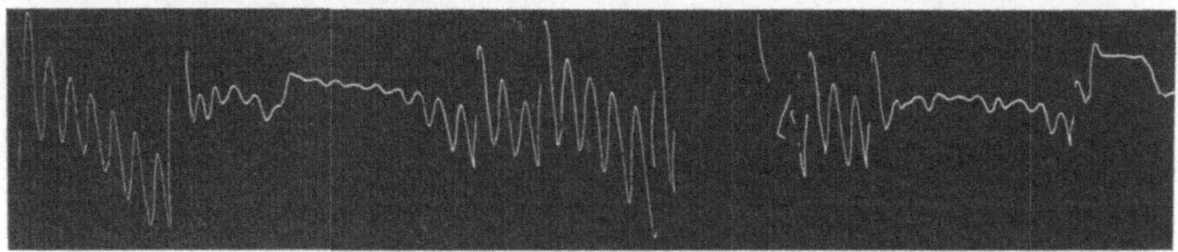

Abb. 34. Fall 1381 (Steiger). + 20. 0. am 16. Febr. 1927

Zwischen den Pendelschwingungen, die noch die gleiche Frequenz von 4,6 haben, sind „seltene Linksrucke" aufgetreten, deren Vorstufen 1927 vielleicht als einzelne größere Erhebungen bereits vorhanden waren. Ich betrachte die „seltenen Rucke" als Zeichen zunehmender Zerrüttung des „Augenmuskelsenders" und komme später noch darauf zurück.

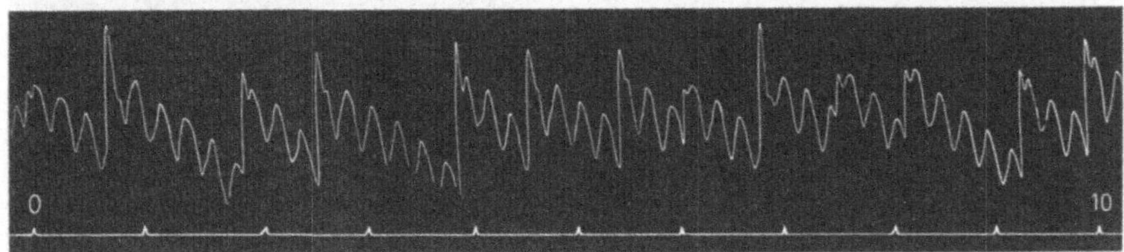

Abb. 35. Fall 1381 (Steiger). 0. 0. hell, am 31. Jan. 1931.

Auch dieser Steiger hat sich zum Krankfeiern erst nach Empfang der Kündigung entschlossen.

Fall 1063, ist Betriebsführer, geb. 1869, seit 1885 in der Grube; 3 Jahre Kohlenhauer, 9 Jahre Steiger, dann Betriebsführer. Er kam 1919 zuerst zu mir, weil er seit einiger Zeit Augenzittern spürte. Er war täglich 5—6 Stunden in der Grube, einen Tag in der Woche ausgenommen, und gab an, daß die Lampen jetzt schlecht seien (Gemisch von Benzin, Benzol und Spiritus). Körpergröße 188 cm. R — 8 = 4/7; L — 18 = 4/12. Das Augenzittern ist schnell, kleinschlägig, senkrecht-ellipsenförmig mit U und beginnt im Tageslicht an der Tangententafel ↑ bei + 35; + 39° und bleibt ↓ bis + 31; + 27° (also bei maximaler Hebung), in gebückter Haltung dagegen bei etwas gehobenem Blick. 1931 sah ich ihn wieder, nachdem er zwei Monate vorher aus dem Dienst geschieden war. Das Augenzittern begann bei + 33° und war ganz schwach. Trotz der langen Dienstzeit — mehr als 45 Jahre — hat sich bei ihm nur geringes Augenzittern entwickelt, weil seine Tätigkeit in der Grube leichter ist als die der Hauer und

Steiger. Er ist aber dazu disponiert, weil sein Vestibularapparat wegen seiner außerordentlichen Körpergröße in niedrigen Gängen und Flözen sehr beansprucht wird (Faktor R) und weil seine Augen minderwertig sind (Faktor A). Wäre er Hauer geblieben, so hätte sein Zittern zweifellos einen viel heftigeren Grad erreicht.

Da Bartels auf zwei Zechen keinen Gesteinshauer mit Augenzittern gefunden hat und daraus wichtige Schlüsse zieht, möchte ich erwähnen, daß mir mehrere bekannt sind, z. B.:

Fall 2099, 35 Jahre alt, seit 19 Jahren in der Grube, seit 10 Jahren Gesteinshauer; nur vor 5 Jahren war er nochmal $^1/_2$ Jahr vor der Kohle. Das Gestein soll viel heller sein als die Kohle. Er arbeitet bei eingebautem Licht, aber nicht immer; bisweilen bedient er sich einer kleinen elektrischen Lampe. Er schießt täglich und verwendet den mit beiden Händen gefaßten Bohrhammer (nicht Abbauhammer). Die Beschwerden begannen vor $^1/_2$ Jahr, und zwar zuerst beim Steineladen, weil er sich dabei bücken mußte. Dabei ging ihm alles rund. Wenn er etwas beobachten wollte, mußte er erst ganz ruhig stehen. Wenn er mit dem Bohren beschäftigt war, hat sich das Auge gar nicht beruhigt. Abends flimmert ihm alles vor den Augen, und er muß langsam gehen und Obacht geben, um nicht anzustoßen.

R u. L $= 8/8$ (Emmetropie). Im Dunkelzimmer ist bei ruhiger Haltung kein Augenzittern zu beobachten. Es beginnt aber nach Bücken in gebückter Haltung und ist dann von ganz maßloser Heftigkeit, ungefähr waagerecht, dauert aber nicht lange an, weil er Abwehrinnervationen ausführt.

Eine Kurve ist bei der üblichen Haltung bei keiner Blickrichtung zu erzielen, auch nicht nach Verdunklung. Ich lasse ihn dann aufstehen, 10mal so heftig wie möglich auf- und abbücken und dann in vornüber gebeugter Stellung die Stirn an die Stütze legen, während das Kinn nicht aufliegt. Dann gelingt die Registrierung.

Kurve 2532/2. Zunächst wirre Bewegungen (Abb. 36).

3.—11. Sek. 36 große Pendelschwingungen je 4,5.

11.—22. Sek. wirre Bewegungen.

22.—24. Sek. Pendelschwingungen.

24.—29. Sek. wirre Bewegungen.

29.—35. Sek. 29 Pendelschwingungen je 4,8; dann wirre Bewegungen.

Kurve 2532/4, aufgenommen nach heftigem Bücken in oben beschriebener Haltung. 0.—2. Sek. große Hin- und Herbewegungen.

2.—12. Sek. 47 große regelmäßige Pendelschwingungen je 4,7.

12.—16. Sek. 18,5 große regelmäßige Pendelschwingungen je 4,6.

16.—30. Sek. Anfälle von starken Pendelschwingungen wechseln mit Hemmungserscheinungen ab (Abb. 37). Hier ist der Einfluß schwacher Beleuchtung auf experimentellem Wege nicht nachweisbar, wohl aber der vestibulären Erregungen, jedoch immer nur für kurze Zeit. Dann ist das Zittern aber von maximaler Amplitude. Der Mann arbeitet ihm mit willkürlichen Hin- und Herbewegungen und anderen Hemmungsinnervationen entgegen. In seiner Ursachenformel muß dem Faktor R großes Gewicht zugemessen werden, während B zurücktritt.

Die Gesteinshauer stehen sich sowohl in bezug auf den Faktor R wie B günstiger als die Hauer, denn sie arbeiten, wie auch Bartels angibt, meist aufrecht, und das Gestein reflektiert mehr Licht als die Kohle, ein Grund, weshalb in Erz- und Gesteinsgruben Nystagmus, von ganz seltenen Ausnahmen abgesehen (Stassen), nicht vorkommt.

Hier will ich auch die Ergebnisse von Bartels und Knepper, die in folgender Tabelle z. T. zusammengestellt sind, kurz streifen.

Zeche	Minister Stein	Langenbrahm
Kohlenart	weiche Fettkohle	harte Anthrazitkohle
Betriebsart	80% maschinell	80% maschinell
Flözhöhe	1,10—2 m (bisw. 0,40 m)	0,40—1 m
Beleuchtung	elektrische Handlampe 4 HK	Benzinsicherheitslampe 0,7—0,8—1,1—1,2 HK
Augenzittern bei	5,2%	10,7%
Frühestes Augenzittern nach	7 Jahren	$3^3/_4$ Jahren.

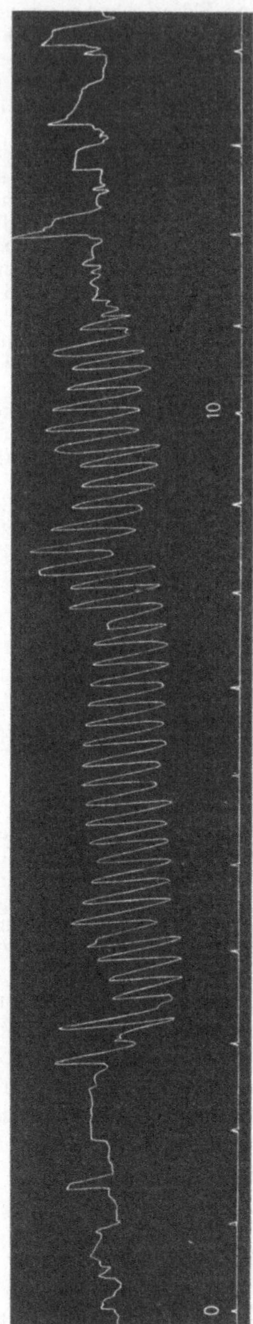

Abb. 36. Fall 2099 (Gesteinshauer). Nach heftigem Bücken.

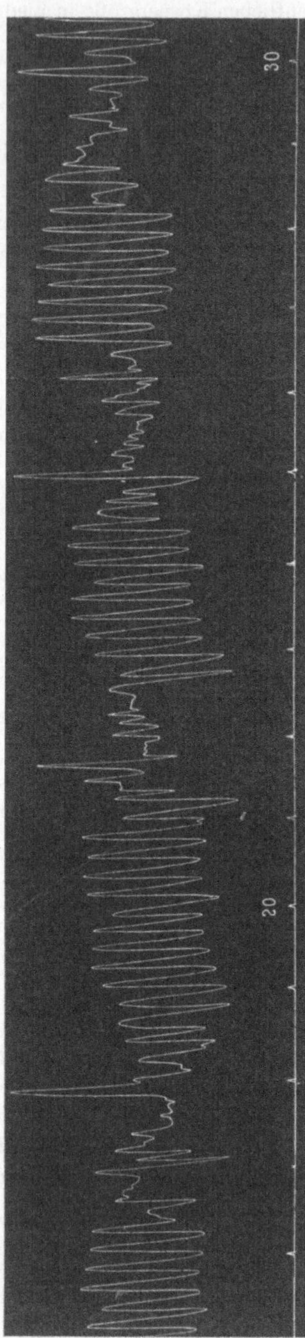

Abb. 37. Fall 2099 (Gesteinshauer). Nach heftigem Bücken.

Da Bartels aus der Tatsache, daß sich auf der am schlechtesten beleuchteten Zeche Langenbrahm doppelt soviel Zitterer fanden als auf der besser beleuchteten Zeche Minister Stein, den Schluß zieht, daß schlechte Beleuchtung die Ursache des Augenzitterns sei und andere Faktoren, wie Blickhebung, maschinelle Arbeitsweise, vestibuläre Erregungen ablehnt, so muß ich betonen, daß die beiden Zechen sich nicht nur durch die Beleuchtung, sondern auch durch die Flözhöhe sehr wesentlich unterscheiden. Auf Langenbrahm bringen die niedrigen Flöze, wie auch Bartels Abbildungen zeigen, eine ganz andere Kopfhaltung und Augenstellung mit sich wie auf Minister Stein und führen zu einer stärkeren Beteiligung des Faktors R. Sehr interessant wäre es, wenn jetzt auf Langenbrahm die Benzinlampe durch die gleiche elektrische Lampe, die auf Minister Stein benutzt wird, ersetzt würde. Ich bin überzeugt, daß dann die Erkrankungsziffer auf Langenbrahm abnehmen, aber immer höher bleiben wird als auf Minister Stein.

Meine Formel übergeht den Einfluß von Vergiftungen gänzlich, obgleich ich weiß, daß Alkohol, Tabak und Veronal zu Nystagmus führen können, denn es ist keine Tatsache bekannt, die darauf hinweist, daß sie auch im Grubenbetrieb eine Rolle spielen. Man kennt weder die Gifte noch ihre Zeichen am Körper. Ein vager Hinweis ist aber noch keine Hypothese. Die Anhänger der Vergiftungstheorie übersehen, daß man bei kleinen Kindern, die in dunklen Großstadtwohnungen aufwachsen, und bei jungen Hunden und Katzen, die gleich nach der Geburt einige Wochen im dunkeln Keller gehalten werden, ein Augen- und Kopfzittern beobachten kann, das dem der Bergleute in vielen wesentlichen Eigenschaften gleich ist. Kann hier von Vergiftung oder gar Infektion die Rede sein? Ich muß auch jetzt auf diese Parallele hinweisen, da die Vergiftungstheorie immer wieder herangezogen wird, um die ebenso unsichere Neurosentheorie zu stützen.

Obige Formel läßt sich auch auf die Kleinkinder und -tiere anwenden. Ich gebe zu, daß hier das Hauptgewicht auf B, d. h. dem Lichtmangel liegt. Aber auch R kommt in Betracht, denn bei den Kleinkindern bricht das Zittern erst aus, wenn sie von der liegenden zur sitzenden Haltung übergehen und anfangen zu laufen. Zappert hat darauf hingewiesen, daß in diesem Stadium der Entwicklung große Anforderungen an den Vestibularapparat gestellt werden. Das gleiche gilt auch von den jungen Tieren. Bei letzteren geht es allerdings auch ohne die Labyrinthe, wie die Experimente von de Kleyn und Versteegh gezeigt haben. Bei aller Würdigung ihrer Bedeutung darf man aber nicht übersehen, daß die Kopfbewegungen bei ihnen in ähnlicher Weise erregend auf das Augenzittern wirken wie bei den Bergleuten. Bindet man die Tiere fest, so hört nämlich das Zittern nicht selten ganz auf (Ohm, de Kleyn). Das kann nur durch Einflüsse von den Labyrinthen erklärt werden. Ich nehme daher an, daß das Dunkelzittern bei den labyrinthlosen Tieren weniger schnell und weniger heftig auftritt als bei den andern, wenn solche Untersuchungen auch noch nicht gemacht sind. Könnte man bei den Bergleuten die Labyrinthe ohne Gefahr wegnehmen oder wenigstens zeitweise ausschalten, so würde das Zittern bei einem großen Bruchteil überhaupt nicht auftreten oder einen viel milderen Charakter haben.

Bei den Kleinkindern gilt der Faktor Z in dem Sinne, daß das Zittern bei ihnen nur im 1. und 2. Lebensjahre auftritt. Das kann aber daran liegen, daß sie später selbst fähig sind, das Licht auszusuchen und es auch tun[1].

Bei den jungen Tieren sind Augen- und Kopfzittern um so stärker, je länger sie in Dunkelhaft gehalten werden. In den bisherigen Versuchen war sie nur wirksam, wenn sie gleich oder bald nach der Geburt begann. Ob sie auch noch bei ausgewachsenen Tieren zu Augenzittern führt, wird bestritten. Es scheint mir aber nicht ausgeschlossen, wenn die Dunkelhaft lange fortgesetzt wird.

2. Innere Ursachen.

Wenn schon bezüglich der äußeren Ursachen sich in der bisherigen Literatur keine klare Meinung gebildet hat, so tappt man bezüglich der inneren Ursachen erst recht im Dunkeln. Eine besondere Veranlagung muß angenommen werden, weil nur ein Teil der Bergleute an Augenzittern erkrankt und weil es Familien mit gehäuftem Auftreten gibt. Ich habe im 1. Bande des „Augenmuskelsender" über 53 solche Familien mit 126 Augenzitterern berichtet. Es fanden sich bei einem großen Teil der Verwandten höchst auffallende Übereinstimmungen in bezug auf Richtung, Frequenz, Amplitude und Schwingungsablauf, so daß ich hinsichtlich der Frequenz den Satz aufstellen konnte: „Es gibt Familien, die gleich ‚gestimmt' sind bzw. auf gleicher Welle senden".

Die Veranlagung muß um so stärker angenommen werden, je kürzer die Inkubationszeit ist. Worin besteht sie? Ich suche sie in Eigentümlichkeiten der Funktion gewisser Organe und stelle für die Disposition D die Formel auf:

$$D = \frac{1}{V \cdot A}.$$

Sie geht der obigen Formel für die äußeren Ursachen durchaus parallel und gewinnt dadurch an Berechtigung. Sie läßt sich auch auf den angeborenen sogenannten okulären oder amblyopischen Nystagmus anwenden. Der Beleuchtung B entspricht das Auge A. Je minderwertiger die Augen von Natur sind, desto eher kommt es zu Augenzittern. Wird im späteren Leben ein Auge schwachsichtig oder blind, so fängt es nicht selten an zu zittern (einseitige Vertikalbewegungen). Aber erhebliche Fehler, wie Albinismus, Kolobome, Katarakt, große Brechungsfehler finden sich, wie meine Statistiken zeigen, höchstens bei einem Drittel der Fälle von angeborenem Nystagmus. Warum erkranken aber auch die zwei Drittel mit guten Augen? Bei den Bergleuten mit Augenzittern

---

[1] In diesem Zusammenhange kann man die Frage aufwerfen, ob Gefangene, die jahrelang in dunklen Kerkern sitzen, an Augenzittern erkranken. Wenn mir darüber auch nichts bekannt ist, so halte ich es doch bei besonders veranlagten Leuten für möglich.

ist der Prozentsatz der normalen oder fast normalen Augen noch erheblich größer, so daß die Bemühungen, die Ursache des Augenzitterns in Sehstörungen oder Brechungsfehlern zu suchen, aufgegeben werden können. Aussichtsreicher sind noch Untersuchungen des Adaptationsvermögens (Lichtsinns). Aus den Forschungen von Weekers und mir geht hervor, daß der Lichtsinn der Augenzitterer im Durchschnitt schlechter ist als der der Gesunden. Er kann aber auch recht gut sein.

Zieht man alle Umstände nicht nur beim beruflichen, sondern auch beim angeborenen Nystagmus in Betracht, so muß man zu dem Schluß kommen, daß die primäre Ursache nicht im Auge und der zugehörigen Sehbahn bis herauf zur Sehrinde liegt, sondern außerhalb derselben.

Ich suche sie in einer noch nicht exakt zu definierenden Unvollkommenheit des Vestibularapparates (V). Bei den gröberen Formen, wie beim Rucknystagmus, besteht sie in einer Störung des bilateralen Gleichgewichtes, bei den feineren, wie beim Pendelnystagmus läßt sie sich bisher nur einigermaßen ahnen. Ich gehe darauf später noch ein. Daß große Unterschiede in der Funktion des vestibulären Systems bestehen, ergibt sich einmal aus der Seekrankheit, die von Fall zu Fall recht verschieden auftritt, dann auch aus meinen Kurven des vestibulären Dreh- und Nachnystagmus, in denen Frequenz und Amplitude sehr ungleich sind. Nimmt man Vestibularapparat und Auge als normal (= 1) an, so lautet die Formel:

$$D = \frac{1}{1 \cdot 1} = 1 \,.$$

Setzt man beide $= \frac{1}{5}$, so lautet sie:

$$D = \frac{1}{\frac{1}{5} \cdot \frac{1}{5}} = 25 \,.$$

Hier ist die Veranlagung also 25 mal größer. Leiden die Augen eines Bergmanns an Schwachsichtigkeit oder hochgradiger Kurzsichtigkeit, von der ich zahlreiche Beispiele kenne, so ist er der Gefahr des Augenzitterns eher ausgesetzt als der Mann mit normalen Augen. Das ergibt sich ohne weiteres aus obiger Formel. Die Beziehungen der Augen zum Augenzittern gehen auch aus der nicht selten zu machenden Beobachtung hervor, daß das schlechtere Auge stärker zittert als das bessere.

Auch die Körpergröße gehört zu den in Betracht zu ziehenden Eigentümlichkeiten. Es ist klar, daß sehr große Leute sich in niedrigen Flözen mehr bücken müssen als kleine. Die Größe wirkt in der Ursachenformel über den Faktor V.

Wie auffallend die verwandtschaftlichen Beziehungen in den Eigenschaften des Augenzitterns bisweilen zum Vorschein kommen, sei zum Schluß an folgendem Beispiel erläutert. 1916 wurde mir von der Sektion 2 der Knappschaftsberufsgenossenschaft die Aufgabe übertragen, die Beziehungen zwischen Unfall und Augenzittern zu erörtern. Ich habe sie damals verneint, während Bielschowsky als Obergutachter sie für diesen Fall bejahte[1].

---

[1] Siehe Z. Augenheilk. Bd. 35, S. 265, Bd. 43, S. 264 und Bd. 45, S. 82.

Es handelte sich um den Fall 1262, der im Kreise Hagen wohnte, geb. 1877, seit dem 16. Jahre in der Grube, Hauer, bis zu dem Unfalltage (10. Sept. 1915) angeblich frei von Augenzittern. R + 0,5 sph. = 4/5 (bei Zittern der Augen = Fingerzählen in 4 m); L + 0,5 sph. = 4/4 (bei Zittern der Augen = Fingerzählen in 4 m). Das Zittern begann bei ↑ + 13° und blieb ↓ bis — 39°. Die Schwingungsrichtung war rechts am Sehnerven schräg von unten links nach oben rechts, links schräg-ellipsenförmig von unten rechts nach oben links gegen Uhrzeiger (siehe Abb. 38).

Die mit meiner damals noch unvollkommenen Methode (gerader Hebel am Oberlid) bei zweifacher Vergrößerung aufgenommene Kurve ergab ein Pendelzittern, z. T. vermischt mit seltenen Aufrucken (Abb. 39). Die Frequenz änderte sich etwas mit der Blickrichtung und Beleuchtung und betrug 4,45, 4,5, 4,6, 4,8, 4,9, 4,95, 5, 5,05 und 5,1 je Sek.

1931 kam ein Steiger, Fall 2091, geb. 1889, aus einem Nachbarort von Bottrop zu mir. Der Name fiel mir auf, und ich stellte fest, daß es sich um den Vetter von Fall 1262 handelte. Er war seit 1905 in der Grube, zuerst Hauer, später Steiger und litt seit mehr als einem Jahr an Augenzittern, besonders schlimm erst seit 3—4 Monaten. Auch sein Vater, ein Hauer, habe an Augenzittern gelitten und sei deswegen invalidisiert worden, während ein Bruder (Hauer) frei wäre.

R — 1 sph. mit zyl. — 1,25 (170°) = 8/12.
L — 0,5 sph. mit zyl. — 1,5 (0°) = 8/8

Das Zittern beginnt ↑ bei + 20° und bleibt ↓ bis — 20°. Wenn es einsetzt, tritt auch Kopfschütteln auf.

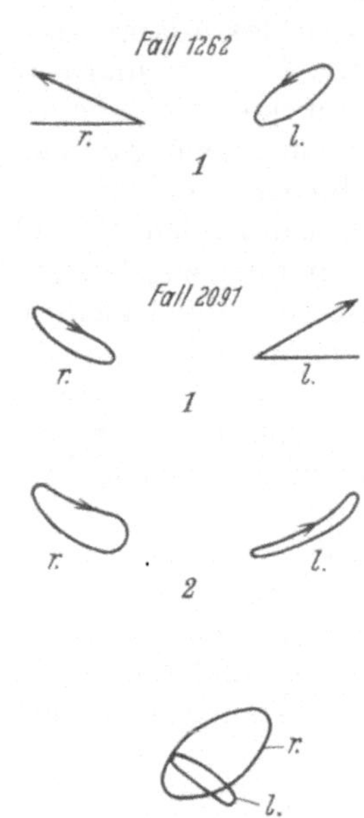

Abb. 38. Schwingungsrichtung.

Das Zittern ist am Sehnerven rechts schräg-ellipsenförmig von unten links nach oben rechts mit Uhrzeiger, links schräg von unten rechts nach oben links (siehe Abb. 38).

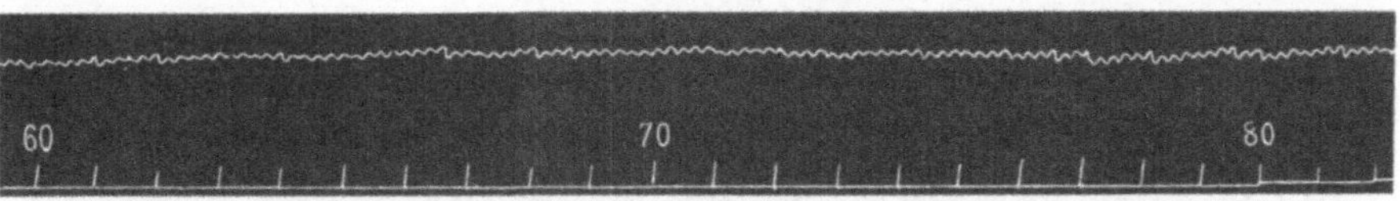

Abb. 39. Fall 1262 (Hauer). Blick — 35. 0. Glühlampe. 60.—70. 49 Schwingungen mit feinen Aufrucken. 70.—80. 49,5 Schwingungen.

In Abb. 38 gibt 1 die Bahn der Sehnerven, 2 die Bewegung eines Calomelteilchens an der Spaltlampe, 3 die Selbstzeichnung gemäß den Scheinbewegungen

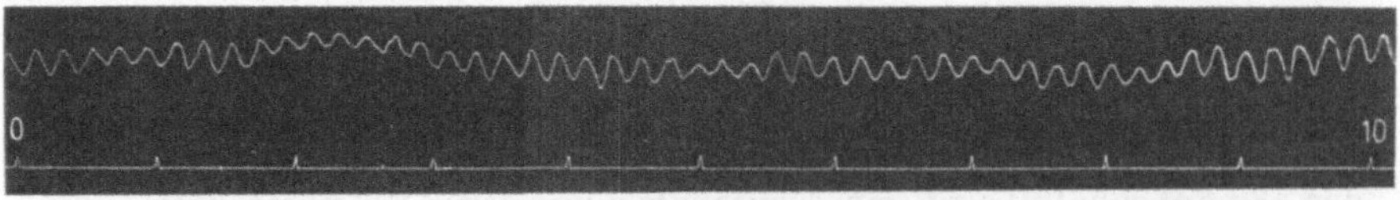

Abb. 40. Fall 2091 (Steiger). Blick — 15. 0. hell. 0.—10. 49.25 Schwingungen.

(rotes Glas vor dem rechten, grünes vor dem linken Auge) nebst der Lagebeziehung der Bilder wieder.

Die mit dem neuen Fadenhebel bei 7facher Übersetzung aufgenommene Kurve zeigt ein mittleres Pendelzittern (Abb. 40). Die beobachteten Frequenzen sind 4,57, 4,6, 4,75, 4,8, 4,92 je Sek. Er will nicht feiern, um sich nicht der Gefahr der Kündigung auszusetzen.

Es besteht also zwischen diesen beiden ungleichaltrigen Vettern, die auf weit voneinander entfernten Gruben ganz verschiedene Arbeiten verrichten, eine ganz auffallende Ähnlichkeit der Haupteigenschaften des Augenzitterns. Die Bahn ist bei beiden fast identisch, nur daß rechts und links vertauscht sind und daß die Rotation bei dem älteren gegen den Uhrzeiger, bei dem jüngeren mit ihm erfolgt. Nebenbei bemerkt handelt es sich hier um das schräg-diagonale Augenzittern, das ich seit langem als typisch-vestibuläre Innervation auffasse, da es in der Horizontalen gleichsinnig, in der Vertikalen gegensinnig erfolgt. Ebenso auffallend ist die Übereinstimmung in der Frequenz. Beide sind genau „gleich gestimmt". Man muß also Eigentümlichkeiten in der nervösen Dynamik annehmen, die dem Augenzittern den Boden bereiten.

Die Verhütung.

Was die Berücksichtigung der Veranlagung angeht, so ist es selbstverständlich, daß Leute mit minderwertigen Augen nicht in die Grube gehören. Junge Leute, die aus Augenzitternfamilien stammen, tun gut, einen anderen Beruf zu wählen. Das gleiche gilt von solchen mit schlechtem Lichtsinn.

Das Wesen der vestibulären Grundlage des Augenzitterns ist noch zu dunkel, als daß schon eine Ausmerzung gewisser Leute vorgeschlagen werden könnte. Wesentlich günstiger sind die Aussichten auf dem Gebiete der äußeren Ursachen. Die Verbesserung der Beleuchtung ist schon lange gefordert, besonders von Nieden, Romiée, Court, Llewellyn. 1916, als bei uns noch die Wolfbenzinlampe in Gebrauch war, die ihre Lichtstärke von 1—1,5 HK nicht während der ganzen Schicht beibehielt, habe ich als Ideal die elektrische Grubenlampe mit einer konstanten Lichtstärke von 2—3 HK bezeichnet und von ihr eine beträchtliche Verminderung der Erkrankungsziffer erwartet[1].

Das englische Nystagmuskomitee empfahl 1922 unter Hinweis auf das fast völlige Fehlen des Nystagmus in Gruben mit offenem Licht, man solle alles daran setzen, die Beleuchtung auf die gleiche Höhe zu bringen, entweder durch Verstärkung der Sicherheitslampen auf 2 bis 3 Kerzen oder durch Benutzung von elektrischem Licht, das zwecks größerer Annäherung an die Arbeitsstätte und Vermeidung von Blendung am Kopf und Gürtel befestigt werden sollte[2].

Seitdem ist die Grubenbeleuchtung erheblich verbessert worden. Wolff (loc. cit.) bemerkt, der Bergmann mit der kleinen Grubenlampe und der Spitzhacke gehöre der Vergangenheit an. Das elektrische Licht habe auch in der Tiefe seinen Einzug gehalten. Füllort und Hauptförderstrecken seien hell erleuchtet und nur auf den äußersten Vorposten, in den Abbaustrecken vor Ort gebrauche der Bergmann noch die elek-

---

[1] Ohm: Augenzittern der Bergleute und Verwandtes, S. 281. 1916.
[2] Siehe First Report S. 7.

trische Handlampe. Aber auch dort setze sich die ortsfeste Beleuchtung durch, deren Strom von kleinen Turbogeneratoren erzeugt werde. Tabelle 4, die einem Aufsatz des Beleuchtungsingenieurs Hiepe entnommen ist, zeigt die besonders seit 1921 schnell fortschreitende Einführung der elektrischen Lampe und ihre besonders seit 1927 einsetzende Verbesserung. Wenn die Werte der 4. Spalte auch Spitzenleistungen bedeuten, so ist doch der Fortschritt gegenüber der früheren Sicherheitslampe außerordentlich groß.

Da nun der erwartete Rückgang des Augenzitterns scheinbar nicht eingetreten ist, so sind manche Forscher an dem Einfluß der Beleuchtung irre geworden, besonders in England. So betont Robson, daß dort der Nystagmus trotz Einführung der elektrischen Lampen sogar zugenommen habe, weshalb er ihn auf Vergiftung mit Grubengasen, besonders mit Kohlenoxyd zurückführt.

Tabelle 4.

Bestand an elektrischen Grubenlampen[1] im Oberbergamtsbezirk Dortmund nach Dipl.-Ing. H. Hiepe.

| | Anzahl | | Maximale Lichtstärke in HK |
	der elektrischen Lampen	der Untertagearbeiter	
1918	44 784	230 132	—
1919	?	256 736	—
1920	?	311 947	—
1921	59 373	388 244	—
1922	109 407	393 105	—
1923	198 079	352 084	—
1924	298 181	342 053	—
1925	340 950	321 477	—
1926	332 931	286 931	1,26
1927	330 249	306 750	3,18
1928	309 930	286 423	3,69
1929	—	281 115	4,45

Roche hält zwar die schlechte Grubenbeleuchtung für die Hauptursache der Krankheit, glaubt aber, daß sie beträchtlich zugenommen habe.

Der gleichen Ansicht ist Diplom-Ingenieur Hiepe für England wie für Deutschland.

Ich muß mich also hierzu äußern. Zunächst geht aus dem kürzlich erschienenen Aufsatz von Roche hervor, daß die Mehrzahl der von ihm untersuchten Leute die 2-Volt-Lampe mit einer Kerzenstärke von 0,96 benutzte. Wenn das für ganz England gilt, so kann man einen Rückgang des Augenzitterns gar nicht erwarten.

Dazu kommt folgendes. Die englischen Autoren gehen meistens von der Statistik der Rentenfälle aus, die allerdings eine Zunahme zeigt. Es ist aber nicht zulässig, sie zum Ausgangspunkt einer Betrachtung der Ursachen des Augenzitterns zu wählen, wie schon Collis gegen Robson[1] mit Recht betont hat. Wenn Collis 50%, Roche 23% der Untertagearbeiter mit Nystagmus behaftet fand, so darf man, falls letzterer Prozentsatz auf ganz England zutrifft, für 1929 mehr als 200 000 Augenzitterer annehmen. Was besagen dagegen die in der Rentenstatistik enthaltenen 9838 Fälle?

Auch die Statistik der Knappschaft ist für diese Erörterung nicht geeignet. Man müßte vielmehr von Untersuchungen der ganzen Belegschaft ausgehen, wie sie jetzt von Bartels und seinen Mitarbeitern begonnen sind, aus der früheren Zeit aber fehlen.

[1] Robson: Miners Nystagmus 1923. — Collis: Ebenda 2. Teil S. 113.

Zuverlässiger ist schon meine Statistik von 1908 bis jetzt. Sie ergibt weder eine Abnahme noch eine Zunahme des Augenzitterns, denn das Jahr 1911 beteiligt sich an meinem Gesamtmaterial mit 6,8%, 1930 mit 6,3%. Aber die große Zahl der Krankfeiernden und Invalidisierten ist in den letzten Jahren z. T. auch durch die ungünstige Entwicklung der Wirtschaft und den damit zusammenhängenden Abbau an Arbeitskräften bedingt, sie kann also mit den entsprechenden Zahlen früherer Zeiten nicht ohne weiteres verglichen werden.

Nehmen wir aber einmal an, daß ein Rückgang des Augenzitterns tatsächlich nicht eingetreten ist, so liegt die Lösung des Rätsels in der Aufstellung mehrerer Ursachen des Augenzitterns, wie sie in meiner Formel $U = \dfrac{R}{B} \cdot Z$ ausgedrückt sind.

Außer dem Faktor B hat sich auch der Faktor Z (Zeit) zugunsten der Bergleute geändert, und zwar einmal durch Verkürzung der Schichtdauer, dann dank dem Knappschaftsgesetz durch die Pensionierung nach 25 Dienstjahren mit Vollendung des 50. Lebensjahres, womit die meisten Leute die Grube verlassen[1].

Ganz anders verhält es sich mit dem Faktor R. Während früher jeder Betriebspunkt mit 2—3 Leuten belegt war, die ihre Tätigkeit gemäß ihren persönlichen Eigentümlichkeiten verrichteten, ist heute jeder in den Arbeitsrhythmus der Schüttelrutsche eingespannt, der von allen Bergleuten als viel anstrengender angesehen wird als die frühere individuelle Betätigung. Dazu kommt die dauernde Anwendung des Abbauhammers, der mit seinen 1000—2000 Schwingungen in der Minute eine schwere Reizung des Gleichgewichtsapparates verursacht, die früher ganz unbekannt war.

Daß diese Momente tatsächlich eine große Rolle spielen, wird durch die Tabelle 2 und die aus ihr zusammengestellte Abb. 41 schlagend bewiesen.

Bartels und andere haben sich über die außerordentlich großen Schwankungen der Augenzitternziffern in den verschiedenen Jahren den Kopf zerbrochen. Bisher hat man die Kurve immer nach den Gesichtspunkten von Beleuchtung, Lohn, Krankengeld, Pension, äußeren Umständen, wie Streik und Krieg betrachtet, was durchaus berechtigt ist, aber nicht ausreicht. Niemals ist aber bisher das Verhältnis der Augenzitternkurve zur Arbeitsintensität, wie sie sich in der Fördermenge offenbart, untersucht worden. Hier soll daher auch diese Seite beleuchtet werden, weil sie sehr lehrreich ist. Die geförderte Kohlenmenge betrug von 1908—1930 im Durchschnitt 320 t je Mann und Jahr. Sie unterliegt sowohl nach oben wie nach unten sehr großen Schwankungen (Spalte 4), und es fragt sich, ob Beziehungen zur Augenzitternkurve erkennbar sind.

1908 war die Nystagmusziffer relativ günstig ($3,7^0/_{00}$). Von 1909 stieg sie und erreichte mit $6,3^0/_{00}$ 1912 ihren höchsten Stand. Parallel dazu ging auch nach einem geringen Sinken im Jahre 1909 die Arbeitsleistung erheblich in die Höhe.

---

[1] Auch bezüglich des Alkoholismus, der dem Augenzittern den Boden bereitet, sind die Zustände heute viel besser als vor dem Kriege.

Warum die Nystagmusziffer 1913 mit 2,7⁰/₀₀ unter den Stand von 1908 sank, entzieht sich der Erklärung.

1914 hob sie sich trotz Sinkens der Arbeitsleistung wieder auf 4,9⁰/₀₀. Man kann annehmen, daß sich die Leute in größerer Zahl krank meldeten, um der Einziehung zum Heere zu entgehen. Die Ziffer wäre wohl noch höher, wenn nicht auch Augenzitterer einberufen wären, wovon mir Beispiele bekannt sind.

In den Kriegsjahren ging sie bis 1917 trotz beträchtlicher Steigerung der Arbeitsleistung herunter. Der Bergmann hat damals, als andere im

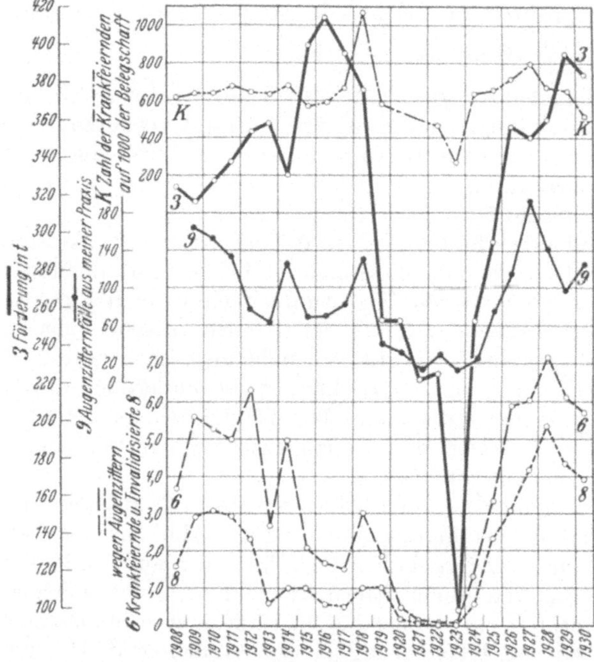

Abb. 41. Deutschland.

Schützengraben lagen, das Äußerste hergegeben und konnte sich zum Krankfeiern nicht leicht entschließen.

1918 beginnen die Leute müde zu werden: Die Nystagmusziffer zieht an (3⁰/₀₀). Aber schon 1919 fällt sie wieder und erreicht 1922 und 1923 ihren tiefsten Stand (0,07⁰/₀₀). Woran liegt das? Zum kleinen Teil an dem Zustrom neuer Arbeiter, deren Zahl sich von 1919—1921 um die Hälfte vermehrt. Wichtiger ist aber der Rückgang der Förderung, der in den Revolutionsjahren auf ein Nachlassen der Disziplin und des Arbeitswillens zurückzuführen ist. 1923 ist das Jahr des passiven Widerstandes[1]. Die Leute fuhren ein, brauchten aber nicht viel zu tun. Ein Augenzitterer sagte mir damals: „Jetzt ist es fein. Wir sitzen auf der Kiste und spielen Karten". Daß dem so war, ergibt sich aus der

---

[1] Die Ruhrbesatzung begann im Januar 1923 und dauerte bis Juli 1925.

geringen Fördermenge, die 1923 noch nicht ein Drittel des Durchschnittes betrug. Von den Arbeitsbedingungen sind Schichtzeit, Beleuchtung, Luft usw. wie früher, aber die Labyrinthreize viel geringer, weshalb sich das Zittern gemäß obiger Formel nicht so leicht entwickeln, bzw. wo es schon bestand, nicht so leicht verschlimmern konnte. Wer bereits krank war, vermochte bei dem verlangsamten Arbeitstempo noch mitzukommen, hatte also weniger Veranlassung krankzufeiern, weil er auf Kameraden und Vorgesetzte weniger Rücksicht zu nehmen brauchte. Von meinen 13 frischen Fällen des Jahres 1923 feierten nur 4. Nur so ist die niedrige Nystagmusziffer, die in den Jahren 1922 und 1923 nur 0,07$^0/_{00}$, d. h. den 80. Teil des Jahres 1909 beträgt, zu erklären. Zum Vergleich sei auf die in Spalte 5 und Kurve K (Abb. 41) dargestellte Statistik aller Krankfeiernden hingewiesen, die sich auf die Gesamtbelegschaft, nicht bloß auf die Untertagearbeiter bezieht. Sie ist von 1908—1917 ziemlich gleichmäßig, erreicht im letzten Kriegsjahr, indem auch die Nystagmuskurve eine spitze Zacke aufweist, ihren höchsten und im Jahr des passiven Widerstandes ihren tiefsten Stand, aber letzterer beträgt immer noch $^2/_5$ des Jahres 1909, während das Augenzittern nur $^1/_{80}$ erreicht. Es muß also angenommen werden, daß die äußeren Ursachen des Augenzitterns im Jahre 1923 in viel geringerem Grade eingewirkt haben als sonst, und es bleibt nichts anderes übrig, als auf den Faktor R zurückzugreifen. 1923 war ja auch das Jahr der schlimmsten Inflation, was sich aber nicht nur auf Krankengeld und Renten, sondern auch auf den Lohn auswirkte. Vergleichszahlen dieser Faktoren stehen mit nicht zur Verfügung wie für die anderen Jahre (Spalte 12—14).

1924 beginnen Nystagmus- und Arbeitskurve zu steigen, liegen aber auch 1925 noch unter dem Durchschnitt.

Von 1926 schnellen dann beide in die Höhe. Am Steigen der Nystagmuskurve beteiligen sich jetzt aber auch die wirtschaftlichen Verhältnisse. Infolge der Verminderung der Arbeiterzahl, die z. B. 1930 100000 weniger als 1924 beträgt, nimmt mancher Augenzitterer einen Krankenschein und läßt sich invalidisieren, der in guten Zeiten damit noch einige Jahre gewartet hätte.

Die Kurve der Invalidisierungen (8) liegt fast immer erheblich unter der der Krankfeiernden (6) und macht die meisten Schwankungen mit. Von 1921—1923 fallen beide Kurven fast zusammen.

Die Kurve der Nystagmusfälle aus meiner Praxis (9) geht der Knappschaftskurve (6) im allgemeinen parallel und erreicht auch 1923 ihren Tiefpunkt, aber die Schwankungen sind geringer, da sie nicht bloß krankfeiernde Augenzitterer umfaßt. 1923 verhält sich zu 1909 wie 1 : 12.

Die englische Kurve (6), die mit der deutschen Invalidisierungskurve (8) verglichen werden muß, folgt anderen Gesetzen (Tabelle 3 und Abb. 42). 1907 wird die Entschädigung eingeführt. Die Kurve liegt natürlich zunächst erheblich tiefer als die deutsche und steigt langsam an, um 1913, dem Jahre der Definitionsänderung, einen relativ hohen Stand zu erreichen, der vom 1. Kriegsjahr noch übertroffen wird,

um dann bis 1917 wieder etwas zu fallen. In dieser ganzen Zeit befindet
sich die Förderungskurve über dem Durchschnitt. 1918—1925 sind
Jahre der Minderleistung, besonders 1921, aber nicht in gleichem Maße
wie bei uns. Damit geht aber nicht wie in Deutschland ein Sinken der

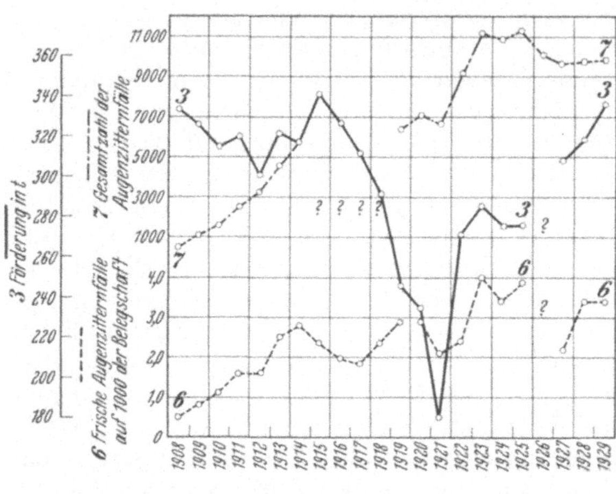

Abb. 42. England.

Nystagmuskurve ein-
her, sondern ein er-
hebliches Steigen.

Ich nehme an, daß
die deutsche Kurve
das natürliche Ver-
hältnis von Arbeit
und Krankheit rich-
tiger zum Ausdruck
bringt als die eng-
lische. Von 1921 bis
1926 kam es, wie
Roche bemerkt, in
der englischen Koh-
lenindustrie zu lang-
wierigen Kämpfen,
die überall und zu
allen Zeiten die Au-
genzitterer veranlaßt haben, krankzufeiern und sich invalidisieren
zu lassen, was durch die englische Definition und die Auffassung der
Ärzte noch begünstigt wird.

Ich habe meine Ursachenformel 1916 aus dem Krankheitsbilde ab-
geleitet und erblicke in der Tabelle 2 und Abb. 41 eine neue Bestätigung.
Ich möchte daher den Augenzitternforschern empfehlen, mit dieser
Formel an die Betrachtung der Beziehungen zwischen Arbeitsbedingungen und Augenzittern heranzugehen und auch die Kenntnis des
„Dunkelzitterns“ weiter zu entwickeln. Wir wissen, daß Kinder, Hunde
und Katzen bei Vorenthaltung genügenden Lichtes bald nach der Geburt
leicht erkranken, bei Katzen z. B. nach meinen Versuchen schon in der
2. Woche. Unter den von mir aus der Literatur gesammelten Tieren
wurden nicht weniger als 93% von Nystagmus befallen[1]. In diesem
frühen Stadium scheint also fast jedes Tier zu Nystagmus disponiert
zu sein. Spasmus nutans tritt bei den Kleinkindern nach der Literatur
nur im 1. und 2. Jahre auf. Später kann sich aber der schädliche Einfluß
der Dunkelheit kaum noch auswirken, weil die Kinder, nachdem sie
laufen können, nicht mehr an die dunkle Wohnung gefesselt sind. Wäre
das aus irgendeinem Grunde noch der Fall, so halte ich es doch für
möglich, daß Nystagmus noch vereinzelt auftritt, denn ich beobachtete
senkrechtes und waagerechtes Pendelzittern vom Typus des Dunkelzitterns bei einem Kinde, nachdem es im dritten Jahre an einer ver-
nachlässigten schweren Regenbogenhautentzündung mit sekundärer
Linsentrübung bis auf Lichtwahrnehmung erblindet war.

---

[1] Ohm, Graefes Arch. Bd. 125, S. 567.

Von den oben erwähnten Tieren blieben 2, die erst nach 35 bzw. 78 Tagen in Dunkelhaft kamen, frei. Raudnitz, der Entdecker des Dunkelzitterns der Tiere, hielt Dunkelhaft nach 2 Monaten für wirkungslos. Ich möchte das nicht unterschreiben, sondern das Ergebnis lange fortgesetzter Versuche abwarten. Wäre es nämlich richtig, so könnte man nicht begreifen, warum dann erwachsene Menschen wie die Bergleute, die doch viel mehr Licht genießen, noch erkranken, es sei denn, daß man noch eine zweite Ursache annimmt.

Sehr dringlich sind auch quantitative Untersuchungen bei den jungen Tieren, und zwar einmal mit völliger Dunkelheit, um die ich Barany-Upsala, de Kleyn-Utrecht, Natanson-Charkow und Nasiell-Stockholm gebeten habe, da ich sie selbst nicht durchführen kann, dann auch mit Lampen verschiedener Stärke, darunter auch mit Grubenlampen. Wie weit man dabei auch die Faktoren: Ruhe und Bewegung verwenden kann, muß der Zukunft überlassen bleiben.

Da meine Formel einen Bruch darstellt, kann es ganz gut sein, daß bei dem einen Bergmann der Nachdruck auf R, bei dem anderen auf B liegt. Ich halte es auch für sehr gut möglich, daß der Faktor R seine schädliche Wirkung nur entfalten kann, wenn B einen gewissen Wert nicht erreicht, mit anderen Worten, daß eine Verhütung des Augenzitterns allein durch Verbesserung der Beleuchtung möglich ist. Andererseits wird auch bei der gleichen Beleuchtung eine Abnahme der Erkrankungsziffer eintreten, wenn der Faktor R kleiner wird. Belgische Autoren haben ja bereits darauf hingewiesen, daß Arbeiter an photographischen Platten, die in der Dunkelheit bzw. bei schwachem roten Licht tätig sind, nicht an Nystagmus erkranken. Hier fällt der Faktor R ganz weg.

Ich richte deshalb an die Grubeningenieure die Aufforderung, an der Verbesserung der Grubenbeleuchtung weiter zu arbeiten, da jeder Fortschritt auf diesem Gebiete die Erkrankungsziffer des Augenzitterns herabdrückt bzw. seine Intensität vermindert, andererseits aber auch allen das Ohrlabyrinth reizenden Faktoren ihre Aufmerksamkeit zuzuwenden, insbesondere dem Abbauhammer. In seiner jetzigen Form und Handhabung stellt er ein nicht nur das Ohrlabyrinth, sondern auch das ganze Nervensystem stark angreifendes Werkzeug dar.

Das Wesen des Augenzitterns.

Das Augenzittern ist eine Schwingungserscheinung, die gemäß den Prinzipien der Wellenmechanik betrachtet werden muß. Die Haupteigenschaft einer Schwingung ist die Frequenz in der Sekunde, die nach Hertz benannt wird. Mit der Frequenz wird eine Schwingungsart in das Spektrum der Strahlungen bzw. die Tonleiter eingeordnet. Unter den leicht zu beobachtenden periodischen Vorgängen des Körpers steht das Augenzittern am oberen Ende seines Spektrums. Sie liegt im allgemeinen zwischen 3 und 7 Hertz. Nur unter besonders günstigen Bedingungen gelang es mir, beim Abklingen eines Anfalls noch höhere Frequenzen bis zu 16 Hertz festzustellen.

Die zweitwichtigste Eigenschaft ist der Ablauf der Schwingungen. Beim Augenzittern der Bergleute ist sie in der überwiegenden Mehrzahl pendelförmig, bei einer kleinen Minderheit z. T. ruckförmig oder komplizierter Art. Auch letztere müssen als Entladungen des gleichen Schwingungskörpers angesehen werden und lassen sich mittels der harmonischen Analyse in pendelförmige Schwingungen zerlegen.

Die Amplitude stellt nur das Maß der Erregung dar.

Dazu kommt noch die Richtung der Schwingungen bezogen auf den vorderen Pol und senkrechten Meridian der Hornhaut. Sie bedeutet nur den Spezialfall, der angibt, welche Muskeln beteiligt sind. Letztere sind aber nur ausführende Organe. Die Erregung (Ausstrahlung) geht von einer Gruppe von Ganglienzellen aus, die wegen der binokularen Natur des Augenzitterns und der Frequenzgleichheit auf beiden Augen oberhalb der Augenmuskelkerne liegen muß. Ich nenne sie Hauptaugenmuskelsender und verlege ihren Sitz in den zentralen vestibulären Mechanismus. Seine Funktion besteht in der Erzeugung ungedämpfter, pendelförmiger elektromagnetischer Schwingungen, die immer beiden Augen in gleicher Frequenz, aber häufig ganz verschieden in bezug auf Amplitude und Richtung zufließen. Aus der Zusammenstellung der binokularen Schwingungsrichtungen kann man auf mehr als 60 verschiedene Innervationen (Schaltsysteme) schließen.

Dieser Sender steht unter dem Einfluß vestibulärer, optischer und willkürlicher Innervationen. Alle binokularen Schwingungskombinationen können vestibulär, aber nicht alle optisch gedeutet werden, während ein großer Teil willkürlich nicht ausführbar ist. Der Hauptaugenmuskelsender hat eine sehr selbständige Stellung, insofern er wahrscheinlich noch einige Zeit weiterfunktioniert, wenn er von allen ebengenannten Einflüssen abgeschnitten wird.

Die „normale" Frequenz seiner Entladungen ist uns noch unbekannt. Augenzittern als Krankheit entsteht nun, wenn in irgendeinem Schaltsystem die Frequenz unter etwa 16 bzw. unter 7 Hertz sinkt und die Amplitude so weit steigt, daß die Unruhe erkennbar wird[1]. Die Ursachen dafür liegen in der Grubenarbeit. Einerseits ist es der Mangel an genügendem Licht, der die Frequenz im Sender herabdrückt, andererseits sind es die das Labyrinth reizenden Faktoren, die die Amplitude vergrößern und wahrscheinlich auch die Frequenz verkleinern.

Die Störung ist zunächst ganz gering und äußert ich in sehr regelmäßigen feinen Pendelschwingungen. Je länger die Schädlichkeiten einwirken, desto größer wird die Amplitude, desto kleiner die Frequenz und allmählich wandeln sich auch die Pendelschwingungen in solche ruckförmiger oder komplizierter Art um, wie sich an Fall 1381 S. 46 gut beobachten läßt. Die Heilung erfolgt nach Aufgabe der Gruben-

---

[1] Wenn Roche 1931 den Bergmannsnystagmus für eine nichtorganische Krankheit, eine Koordinationsstörung der Körper- und Augenbewegungen erklärt, die auf veränderte Impulse von seiten der Augen und des inneren Ohres zurückzuführen sei und hinzufügt „These efferent impulses are altered in frequency and amplitude", so kann man bemerken, daß diese Deutung das Ergebnis meiner nystagmographischen Untersuchungen ist und schon seit 1916 feststeht.

arbeit in umgekehrter Richtung durch Verkleinerung der Amplitude, Erhöhung der Frequenz und Verschwinden der Rucke unter Umwandlung in Pendelschwingungen.

Schluß.

Mit diesem kurzen Überblick hoffe ich zur Klärung der Ansichten über praktische Fragen beizutragen. Wer das Augenzittern als wissenschaftliches Problem mit seiner beispiellosen Vielseitigkeit verstehen will, muß sich in meine Bücher und Aufsätze, besonders in meine Kurven, vertiefen.

Bezüglich der Aufnahme des Augenzitterns der Bergleute in die Liste der entschädigungspflichtigen Berufskrankheiten verhalte ich mich wie früher so auch jetzt neutral, da hier viele Gesichtspunkte in Betracht gezogen werden müssen. Ich sehe es als meine Aufgabe an, auf Grund intimster Kenntnis des Leidens eine brauchbare medizinische Grundlage für das Gesetz zu schaffen, falls es beschlossen werden sollte.

Die Erforschung des Augenzitterns ist jetzt so weit gediehen, daß ich diese Angelegenheit im Gegensatz zu meinen Kollegen[1] in praktischer Beziehung für vollständig spruchreif erklären muß, denn ich halte es für ausgeschlossen, daß in den nächsten Jahren eine Tatsache von Belang gefunden wird, welche die Auffassung dieses Leidens in eine wesentlich andere Richtung lenken wird, als sie hier und in meinen letzten Abhandlungen vertreten wird.

Darum soll aber die wissenschaftliche Bearbeitung vieler Einzelfragen noch nicht abgeschlossen werden, und es scheint mir sehr bedauerlich, daß die Ruhrknappschaft durch ihre Sparmaßnahmen veranlaßt worden ist, das Augenzittern den Augenärzten ganz vorzuenthalten. Sie übersieht dabei, daß jede neue Erkenntnis eines Tages wahrscheinlich auch der Behandlung, sicher aber der Verhütung der Krankheiten zugute kommen wird.

Für mich ist die neue Regelung um so beklagenswerter, weil dadurch die Kontinuität meiner Beobachtungen, die seit 1908 lückenlos durchgeführt sind und sich bereits auf zwei Generationen von Bergleuten mit mehr als 2100 Fällen erstrecken, jäh abgebrochen wird.

---

[1] Ophth. Abt. d. Ges. f. Wissenschaft u. Leben in Essen am 24. 10. 1931. Zeitschr. Augenheilkunde, Mai 1932. Die dort angegebene Fördermenge bezieht sich auf die Gesamtbelegschaft, während sie in dieser Abhandlung S. 57 auf die Untertagearbeiter umgerechnet ist.

Buchdruckerei Otto Regel G. m. b. H., Leipzig.

Verlag von Julius Springer / Berlin

Schriften aus dem Gesamtgebiet der Gewerbehygiene.
Herausgegeben von der Deutschen Gesellschaft für Gewerbehygiene in Frankfurt a. M., Platz der Republik 49.

Heft 12: **Theophrastus von Hohenheim genannt Paracelsus: Von der Bergsucht und anderen Bergkrankheiten.** Bearbeitet von Professor Dr. **Franz Koelsch,** Ministerialrat, München. Mit 1 Bildnis. VI, 70 S. 1925. RM 4.80*

Heft 13: **Über die Gesundheitsgefährdung bei der Verarbeitung von metallischem Blei** mit besonderer Berücksichtigung der Bleilöterei. Von Dr. med. **Hans Engel,** Berlin. IV, 40 Seiten. 1925. RM 2.70*

Heft 14: **Was muß der Arzt von der neuen Verordnung über die Einbeziehung der Berufskrankheiten in die Unfallversicherung wissen und welche Pflichten ergeben sich für ihn daraus?** Versicherungsrechtliche und ärztliche Hinweise. Unter Mitarbeit von Professor Dr. Hayo Bruns, Gelsenkirchen, Geh. Sanitätsrat Dr. Cramer, Cottbus, Dr. Martius, Berlin, Ministerialrat Professor Dr. Thiele, Dresden, herausgegeben von den **Fabrikärzten der chemischen Industrie.** Mit 6 Abbildungen im Text und 1 Spektraltafel. IV, 72 Seiten. 1925. RM 4.50*

Heft 15: **Die deutsche Fabrikpflegerin.** Von Dr. **Ludwig Schmidt-Kehl,** Assistent am Hygienischen Institut der Universität Würzburg. 31 Seiten. 1926. RM 1.80*

Heft 16: **Gewerbestaub und Lungentuberkulose** (Stahl-, Porzellan-, Kohle-, Kalkstaub und Ruß). Eine literarische und experimentelle Studie von Professor Dr. med. **K. W. Jötten,** Münster i. W., und Dr. med. **W. Arnoldi,** Münster i. W. Mit 105 Abbildungen. VI, 256 Seiten. 1927. RM 27.—*

Heft 17: **Die Staublungenerkrankung (Pneumonokoniose) der Sandsteinarbeiter.** Von Professor Dr. **A. Thiele,** Ministerialrat, Dresden, u. Stadtmedizinalrat Dr. **E. Saupe,** Dresden. Mit 22 Abbildungen. III, 69 S. 1927. RM 6.90*

Heft 18: **Die Beseitigung der beim Tauch- u. Spritzlackieren entstehenden Dämpfe.** Bearbeitet von Oberregierungs- und -gewerberat **Wenzel,** Oberingenieur **Alvensleben,** Gewerberat a. D. Dr. **Witt,** Berlin. Zweite, neubearbeitete und ergänzte Auflage. Mit 36 Abbildungen. V, 47 Seiten. 1930. RM 3.90*

Heft 19: **Ergographische Studien über die Funktion der Handstrecker bei Arbeitern verschiedener Bleigefährdung.** Zugleich ein Beitrag zur Frage der Vergleichsmöglichkeit ergographischer Untersuchungen symmetrischer Muskelgruppen. Von Dr. med. **Carl E. Albrecht,** Bremen. Mit 20 Abbildungen. III, 62 Seiten. 1928. RM 6.—*

Heft 20: **Gewerbliche Augenschädigungen und ihre Verhütung.** Von Dr. med. **O. Thies,** Augenarzt in Dessau. Mit 35 Abb. IV, 43 Seiten. 1928. RM 4.80*

Heft 21: **Das Sandstrahlgebläse** unter besonderer Berücksichtigung der Maßnahmen zur Vermeidung von Schädigungen bei seiner Verwendung. Unter Mitwirkung von Reichsbahnrat E. Lehmann, Nied a. Main, Gewerberat W. Vogel, Halberstadt, bearbeitet von Oberregierungsgewerberat a.D. **K. R. Mauksch,** Leipzig, und Oberingenieur **H. Sperk,** Leipzig. Mit 44 Abbildungen. V, 46 Seiten. 1928. RM 5.70*

Heft 22: **Die Aschebeseitigung in Großkesselanlagen.** Unter Mitwirkung von Regierungs- und Gewerberat A. Pasch, Gumbinnen, Gewerberat D. Andresen, Berlin, Oberingenieur M. Schimpf, Essen, nebst Beiträgen von Gewerberat F. Budde, Bitterfeld, und Gewerberat Dr. A. Rosebrock, Köln, bearbeitet von **A. Rühl,** Ministerialrat, und **R. Schulte,** Direktor des Dampfkesselüberwachungsvereins der Zechen im Oberbergamtsbezirk Essen. Mit 23 Abbildungen. V, 46 Seiten. 1928. RM 4.80*

Heft 23: **Das Tiefdruckverfahren** unter besonderer Berücksichtigung der Maßnahmen zur Vermeidung von Schädigungen bei seiner Verwendung. Bearbeitet von Dr. **R. Krug,** Halle-Ammendorf, Dipl.-Ing. **Fr. Rothe,** Direktor der Deutschen Buchdrucker-Berufsgenossenschaft, Leipzig, und **J. Wenzel,** Oberregierungs- und -gewerberat, Berlin. Zweite, neubearbeitete und ergänzte Auflage. Mit 21 Abbildungen. VI, 35 Seiten. 1930. RM 3.60*

Heft 24: **Internationale Übersicht über Gewerbekrankheiten** nach den Berichten der Gewerbeaufsichtsbehörden der Kulturländer über die Jahre 1920—1926. Bearb. von Prof. Dr. **E. Brezina,** Wien. VI, 205 S. 1929. RM 12.—*

Heft 25: **Über die Gesundheitsverhältnisse der Arbeiter in der deutschen keramischen, insbesondere der Porzellan-Industrie** mit besonderer Berücksichtigung der Tuberkulosefrage. Von Prof. Dr. **K. B. Lehmann,** Geh. Rat, Direktor des Hygien. Instituts, Würzburg. 55 S. 1929. RM 3.60*

** Auf alle vor dem 1. Juli 1931 erschienenen Bücher wird ein Notnachlaß von 10% gewährt.*